用瑜伽療癒創傷

以身體的動靜，拯救無聲哭泣的心

大衛・艾默森｜伊麗莎白・賀伯 博士 著
David Emerson Elizabeth Hopper, Ph.D.
許芳菊 譯

Overcoming Trauma Through Yoga:
Reclaiming Your Body

謹以此書獻給每一位創傷倖存者

目錄

推薦序一

彼得・列文博士（Peter A. Levine, Ph.D.）
著有《喚醒老虎：啓動自我療癒本能》（*Waking the Tiger: Healing Trauma*，奧修生命之道學苑，二〇一三年）、《解鎖：創傷療癒地圖》（*In An Unspoken Voice: How the Body Releases Trauma and Restores Goodness*，張老師文化，二〇一三年）

瑜伽在東方已經流傳了幾千年，箇中高手也持續宣揚瑜伽對身心靈的諸多好處；然而，直到目前爲止，這些效果都未曾經過科學的驗證。不過由於貝賽爾・范德寇（Bessel A. van der Kolk）醫師對瑜伽在創傷復原的療效以及在生理上的正向效果，進行了深具說服力的研究，才揭示了此古老養生之道的重要新應用。這樣的結果其實並不令人意外，當我們了解到所有創傷的共同點，是與身體的疏離與斷裂，還有面對當前處境的能力被減弱時。的確，有些創傷倖存者會被瑜伽課程所吸引。不過，有更多的倖存者卻是——當他們看到一屋子其他人做著深呼吸、汗流浹背、吟誦梵唱、使勁擺出近乎不可能的身體姿勢時，可能會被嚇得不知所措。

在《用瑜伽療癒創傷》一書裡，作者弭平了這道鴻溝，並且針對倖存者的特殊需求，提供他們溫和、循序漸進、**正念的**瑜伽。作者幫助倖存者發展出一套名爲「創傷感知瑜伽」（trauma-sensitive yoga）的練習，讓他們可以在自己家裡安心地應用。在書中，一開始便清晰、正確、詳實地概述了什麼是創傷，化解了一般人對創傷的迷思，以及促進了解與自我同情。作者接著幫助與鼓勵讀者體驗當下，學習如何從內在衝動中做出選擇，學習在自己的體內有節奏地移動，並且與他人正向地互動。

而書裡接續的部分，則是鼓勵治療師自己也來學習瑜伽；還有幫助臨床心理師們，將瑜伽練習整合到其療法之中。

在最後篇章裡，則針對瑜伽老師提供了豐富的訊息，幫助他們設計創傷感知瑜伽課程。作者探討了瑜伽老師如何透過邀請、探索與接納式的語言，促進內在的體驗，進而創造出安全的環境。書中更進一步描述了瑜伽老師需要培養的素質，以便有效地協助受過創傷的學生。萬一學生因爲不同的瑜伽姿勢或呼吸模式觸發了創傷反應，老師該如何處理？對於這種情況，書中也提供了寶貴的建議。如此一來，大幅地降低學生們再度受創的風險，同時提高了療癒的可能性。

大衛・艾默森（David Emerson）和伊麗莎白・賀伯（Elizabeth Hopper）兩人，以專業瑜伽老師的身份，加上資深創傷治療師的角度，共同完成了這本書。此一精心擘劃的書籍，對治療師和瑜伽老師來說，都是難能可貴的資源；而對於正從創傷邁向康復旅程的人來說，透過教導他們運用身體的智慧，本書則成了貼心的同伴與嚮導。《用瑜伽療癒創傷》是一份禮物，獻給那些踏上英雄旅程，找尋復原與活力的人。

推薦序二

史蒂芬・寇培（Stephen Cope）
醫務社工、克里帕魯非凡生活研究所所長
著有《瑜伽與追求眞我》（*Yoga and the Quest for the True Self*，一九九九年）

在我讀研究所的時候，我的導師曾經說過一些非常重要的話。雖然他談的是精神分析，但我認爲他的話適用於日常生活的一切。他說：「精神分析的目的是爲了幫助病人面對、體驗，並且承受現實。」

面對、體驗、承受——是啊！這三個詞，每一個都切重要點。但是在當時，令我最感興趣的是最後一個：「承受」。老師一語道破我心中早已知道的事情：「我們在這世界上所經歷的現實，有時候是難以承受的。」

我從來沒有聽過有人會說得如此直截了當。坦白說，知道別人對於承受生活也同樣有困難，這似乎讓我鬆了一口氣。

人類是一種溫柔的動物，天生就會對人們敞開心扉。然而有時候，敞開的心扉，卻會遇到令人心碎的經驗。有時我們所遭遇的經驗，是如此地違背了我們的安全感、秩序感、可預測性和正當性，以至於讓人全然不知所措，生命從此不再完整，根本無法像過去一樣繼續生活下去。現實變得令人無法承受。這種心碎的經驗，我們稱之爲「創傷」。沒有人可以對此免疫。

創傷，可能源自遭受到無法抗拒的或暴力的身體經驗，亦或是來自痛苦的心理和情緒經驗。創傷的影響可能來得又快又猛，或者一點一滴無情地侵犯我們的自我意識。有時候我們甚至沒有意識到自己正在經歷創傷，直到日積月累，甚至多年之後才發現。創傷的傷害有可能悄然無聲、躲藏在陰暗處，蠢蠢欲動。

我的整個童年，都是在深受創傷影響的家庭中度過，家裡總是帶一層創傷的色彩，但是我們只是模模糊糊地意識到創傷的存在。我的父親（就像我許多朋友的父親一樣），曾經在二次大戰中戰鬥過。那時才剛從大學畢業、正值二十二歲青春年華的父親，是一位善良、體貼、英俊、瀟灑的傑出學者；突然之間，還來不及做好準備，他發現自己已身陷義大利和西西里的殺戮戰場上。而他終其一生，都默默地被他在戰場上的經歷所折磨。

我們幾個兄弟姊妹，都是事後才意識到這個創傷所帶來的毒害。小時候，我們只知道每當電視上播出戰爭片，老爸就會悄然起身，離開房間。我們會發現他在後門走廊上抽著菸，凝望著不遠處。後來我們才得知他在戰爭裡的英勇表現。但是從來沒聽他談起這些事情。他無法跟我們訴說，因爲他根本不知道該用什麼語言文字表達。這些事情已經粉碎了他內在非常靠近心靈的某些東西。他無聲的痛苦，影響了我們全部的人。而我們做爲一個家庭，所遭遇最痛苦的經驗，也許是我們共同經歷的創傷從未被指認出來——創傷從來未曾被提及。它是隱形的。

幸運的是，現今我們所處的時代，這種形式的痛苦已經有了名稱。在過去的二十五年裡，一大群專家，包括：心理學家、社工、醫生、護士、神精科學家、社會學家，已經開始深入探討創傷的痛苦，至少開始試者去了解「創傷」究竟是怎麼運作的，以及可能如何被治癒。

我們幾十年來的研究，已經獲得了巨大的成果。其中最有趣的一點，是我們對於創傷如何影響身體的了解愈來愈多。我們現在已經知道，創傷在**身體裡**扮演摧毀性角色的過程。

在創傷中，身體的警報系統開啓，並且從此不再完全關上。我們感受到強烈的痛苦，生活中永遠無法感到放鬆、自在，始終保持在警戒狀態，原始大腦不斷地在掃瞄著是機會或威脅；我們內心的哨兵則不斷地守望著四周。我們無法入眠。我們對人世間的公平正義失去了信心。最糟糕的是，對受過創傷的人來說，身體好像變成了外星人——覺得自己的身體彷彿是未知的、難以預測的、不可靠的，甚至像是個「敵人」。

不過，根據我們的了解，身體對創傷的反應，也已經有了可喜的消息。針對身體過度反應的痛苦狀況，也許可以採取一些直接介入的措施。目前我們已經知道可以刻意地、有系統地介入身體的警報系統，並且將之關閉。

我曾經看過各種介入身體的措施產生了顯著的效果，但是沒有一個比身體力行地練習瑜伽更有成效。瑜伽是古老體系裡的一部分，目的正是爲了解決人類的痛苦，而且特別是爲了解決身體裡的痛苦，因爲身體正是痛苦棲息的地方。

我花了大半輩子的時間在研究瑜伽，而且我已經看出來，對於深受創傷後遺症折磨的人來說，「瑜伽」會是一種特別的治療方式。

瑜伽士發現，身體痛苦的主要根源有兩個——其一是「渴望」，以及渴望所帶來的許多後果：貪婪、攫取、執著、成癮；另一是「厭惡」，也就是害怕、恐懼、憎恨、迴避、憤怒、不滿，而創傷則是最徹底的厭惡狀態，一種被植入的、持續不斷的厭惡狀態。瑜伽士們在過去數百年中密集地練習，已經學會如何觸及與關閉控制害怕、恐懼和厭惡的開關，能將憎恨和不滿的音量調低，有系統地開始重建幸福感。

在過去十年中，美國一些頂尖的創傷治療專家已經開始運用瑜伽來治療創傷。我所指導的克里帕魯非凡生活研究所（The Kripalu Institute for Extraordinary Living），目前正參與了若干有關瑜伽對創傷影響的首波複雜研究。

如今，我們很幸運地能擁有一本這麼棒的書，來探索這個新興的領域。艾默森和賀伯帶領我們從實用和全面的角度，以多種方法來審視瑜伽技巧可以如何介入創傷治療的過程。他們的書，對瑜伽和創傷有清楚而具說服力的研究，爲成千上萬的人提供了非常具體的希望，也爲創傷研究的新派別提供了一個發展平台。《用瑜伽療癒創傷》是深受期待與重要的貢獻，我向您推薦。

【推薦序三】

幫助受創者回到自己身體

蜜雪兒・皮爾札克—韋格那（Michelle Pietrzak-Wegner）

在理想的狀況下，瑜伽對每個人來說都應該沒什麼差別；這意味著任何人不管是否正在為身體或心理的問題掙扎，皆可以遵循瑜伽的原則而獲得平衡、放鬆、力量和舒緩。帕坦伽利（Patanjali）在奠定瑜伽哲學基礎的《瑜伽經》中，就不斷地提醒我們瑜伽所具有的包容性與一體性。帕坦伽利從未在《瑜伽經》中提到瑜伽僅適用於意志堅強、體格健全、未曾被沾染的個人。通往瑜伽之路為所有的人開啓，即使是那些在生命中曾經遭遇過某些形式創傷的人也是如此。事實上，對於受過創傷的人來說，瑜伽可能是最有效的治療方式之一。

創傷經驗在全球人口當中普遍存在著，不僅限於第三世界或是飽受戰爭蹂躪的國家，還包括了像台灣這樣高度發達和先進的國家。研究人員針對全球超過二十四個國家進行調查發現，全球百分之七十的人口，在其一生之中至少經歷過一次創傷事件。受過創傷的人，不論年紀大小，都會經歷失去安全感、混亂，以及跟自己斷裂的情況——聽起來雖然令人震驚，但是當一個經歷過創傷的人走在人群之中，周遭的人往往察覺不到任何一絲異狀；然而，這個人卻持續地經歷著內在的衝突。這也使得受創者在日常生活中感到和別人格格不入，活得不太像個人。受創者有可能遭遇到像是生存戰爭、家暴或性侵那樣具有毀滅性的經歷，然而，因爲摯愛過世、罹患癌症，甚至因機車意外所造成的創傷，也會帶來同樣影響。創傷會以各種形式來襲。

由大衛·艾默森和伊麗莎白·賀伯所撰寫的《用瑜伽療癒創傷》，是一本重要且訊息豐富的著作，展現了瑜伽可以如何做爲一種工具，以減輕創傷所帶來的影響。這本書能夠教育瑜伽教學界，透過感知的方式和經歷過創傷的人互動；同時，也能提供受過創傷的人了解創傷本身，以及如何安全地運用瑜伽以重新站穩、重新連結，再一次感到完整。而對於臨床醫師（心理健康諮商人員、治療師等）如何將創傷感知瑜伽融入到病患的療程之中，書裡也概述了明確的工具和策略。作者艾默森和賀伯從深具同理心的角度，以及運用瑜伽協助創傷倖存者的實際經驗，寫下了這本書。他們在這項工作的經歷有詳盡的紀錄，也完善地被研究過，而且獲得了世界上一些最知名創傷治療師的支持。儘管在瑜伽的領域裡擁有巨大的療癒潛能，但許多現代的瑜伽類型已經逐漸發展成強調健身和美體的練習。對於經歷過創傷的人來說，本書則能幫助他們了解瑜伽的療癒潛能。創傷不僅存在心靈之中，也是一種存在身體裡的記憶或經驗，因此，治療的途徑必須將身體包含在內。透過善待身體，瑜伽提供了活在創傷之中的人機會，能重新拿回失去的自我。

這本書的優點在於用淺顯易懂的方式解釋了什麼是創傷壓力，及創傷在生理上的影響，並幫助讀者了解創傷如何在身體裡表現出來。了解這些原理是做到「創傷知情」的基礎。在西方，做爲瑜伽老師和瑜伽治療師，具備創傷知情的專業能力日益重要，因爲研究結果提醒我們，生活在創傷之中的人到處都有，無處不在，並且有可能隨時出現在瑜伽教室之中。當一名瑜伽老師覺得他/她已有充分的配備和準備可以對創傷有眞正的理解時，對於所有走進瑜伽教室的人來說，這位瑜伽老師將成爲更具備知情與感知能力的老師。

閱讀完整本書可以獲得最好的效果。雖然有些篇章是專門爲創傷倖存者、臨床醫師和瑜伽老師而寫的，但是如果能在第一次閱讀時，全書看過一遍，讀者將可以深入了解瑜伽在創傷治療中所扮演的角色。一旦讀者花時間讀完整本書，建議讀者可以再次閱讀與你角色最相關的部分。這樣一來，可以更徹底地落實創傷感知的工具和準則。推薦序和引言也同樣值得花時間一讀，因爲這些都是都是由知名的創傷治療師，以及善於運用瑜伽做爲主要治療工具的治療師所撰寫的，他們分別是：提出身體經驗創傷療法（Somatic Experiencing）的彼得·列文博士、創立克里帕魯非凡生活研究所的史蒂芬·寇培，以及著有《心靈的傷，身體會記住》（*The Body Keeps the Score*，大家出版，二〇一七年）的貝賽爾·范德寇醫師。

我身爲瑜伽治療師、瑜伽教練以及心理健康顧問，在過去十年之中已經使用過許多方法來從事創傷治療的工作，所以當二〇一一年這本書首次在美國出版的時候，便成爲我在瑜伽教室、私人的瑜伽療程，以及最後在臨床心理健康治療環境裡很重要的工作參考。我自己在瑜伽教學與瑜伽治療上的進展，很大程度上要歸功於我對個人創傷的認識與察覺，並且能夠針對每個人的治療途徑有敏感的認知，不管他們過去的經驗爲何。在協助過這麼多受到創傷影響的個人之後，現今我極力倡導所有的瑜伽老師在從事他們的工作時，都能夠具有創傷知情與創傷感知的能力，因爲我知道，瑜伽是幫助受創者回到自己身體的一種方式。然而，並不是所有的瑜伽都是一樣的。想要發揮治療的效果，必須讓人感到安全、感到受尊重，並且感到被賦權。當瑜伽老師學會如何做到這一點，便能爲他們的學生和患者營造出一個自然的環境，去找到平衡、滿足和連結。

我很興奮看到這本書被翻譯成中文並即將在台灣出版！我相信台灣的瑜伽與心理健康社群已經準備好進行對話，一起探討如何透過身體治療創傷。在過去三年裡，我多次從我在沖繩的家中來到台灣，提供以陰瑜伽和創傷知情爲基礎的瑜伽訓練與工作坊。我親眼見證了台灣瑜伽社群的好奇和投入，我期待這個社群可以有所進展，其所走的瑜伽路徑，不會再那麼強調漂亮的姿勢或正確的體位，而是更著重在個人能夠單純地與自己身體裡的感覺重新連結。

關於推薦者

蜜雪兒．皮爾札克—韋格那（Michelle Pietrzak-Wegner）是美國認證的E-RYT 500瑜伽教練，也是國際瑜伽治療師協會（C-IAYT）認證的治療師。她擁有心理諮商碩士學位，專攻有關創傷的身體心理學。身爲國際認證的瑜伽治療師，蜜雪兒不論是在私人診療或是臨床治療的環境裡，主要的工作都是在幫助遭逢創傷、悲痛、失落的病患，包括協助必須忍受脊椎損傷、腦部損傷、癌症、慢性病重症的患者，以及患有焦慮、憂鬱、慢性壓力症狀的民眾。蜜雪兒目前擔任沖繩美國海軍醫院的身心健康顧問，爲現役成員及其家屬提供創傷治療。蜜雪兒也擅長培訓瑜伽老師，提供老師們職業生涯各個層面的訓練。她並持續在亞洲和美國提供陰瑜伽、創傷知情瑜伽教學、瑜伽倫理、正念修行、身心學以及靜坐冥想方面的課程、培訓、工作坊和僻靜之旅。

引言

貝賽爾・范德寇醫師（Bessel van der Kolk, M.D.）
司法資源協會創傷中心創辦人兼醫療主任、著有《心靈的傷，身體會記住》

想必有各式各樣的事情能激勵大家練習瑜伽，然而讓創傷中心涉及瑜伽領域的原因卻很特別。畢竟，要拿什麼去說服一個傳統保守的人，長時間擺出單腳獨立、手指天空的姿勢，或是隨意躺在地板上，假想自己是快樂的嬰兒呢？

大約在一九九九年左右，我們逐漸熟悉一種稱爲「心律變異度」（HRV）的新的生物標記。研究者最近發現，心律變異度是衡量人類腦部的喚起系統（位於腦部最原始的部分：腦幹）是否健全的好方法。自我管理良好的人，通常擁有強壯的心律變異度，這反映在他們有能力適度地控制自己的衝動與情緒，也反映在他們的呼吸可以製造出有節奏的心率波動。而容易失控的人，則往往有較低的心律變異度，同時有較高的風險罹患包括憂鬱症、心臟病和癌症等等的各種疾病。

我們花了幾個月來蒐集創傷病患的種種跡象，在獲得足夠的資料之後，得出以下結論——創傷病患的心律變異度異常偏低。此結論有助於解釋為什麼受過創傷的人，會那麼容易對一點點的壓力就做出激烈的反應，也可以解釋為什麼他們易於衍生出各種身體疾病。而我會對此感到關心，除了科學上的興趣之外，還有更個人的因素。當我們在進行心律變異度的實驗時，也測量了自己的腦幹調節系統是否健全，結果發現我的心律變異度，並沒有強壯到足以保證我長期的身體健康。因此，我們有了雙重的誘因開始專注於改善心律變異度，既為了保護我們的病人免於情緒失控與罹患疾病，也為了找到方法照顧好我最近才被診斷出來的腦幹失調問題。

我們上網查看有哪些研究顯示可以幫助改善心律變異度。網路上列出一萬七千個宣稱瑜伽可以改變心律變異度的瑜伽網站，但是當我進一步查詢有哪些已經做過的研究能夠證明這些功效的眞實性時，搜尋引擎卻找不到結果。瑜伽士也許已經發展出一套巧妙的方法，幫助大家找到內在的平衡；但是卻沒有多少科學的傳統，可以去衡量瑜伽能做什麼和不能做什麼。

在我們開始思考如何改善人們的心律變異度幾天之後，大衛・艾默森從創傷中心的前門走進來。他向我們自我介紹，他是一位瑜伽老師，曾經在當地的退伍軍人中心和戰後退伍軍人合作過，並且發展出一套修改過的哈達瑜伽，來幫助這些創傷倖存者。

大衛問我們，是否有興趣和他合作研究瑜伽對於治療創傷後壓力症候群（post-traumatic stress disorder，簡寫 PTSD）的效果。我們四處尋找可以教授瑜伽課程的場地，並且想辦法找出可以正式評量瑜伽如何影響創傷後壓力症候群的方法。這項合作，最後成爲創傷中心最令人滿意的計畫之一。瑜伽成爲我們的基石，讓我們了解要撫平創傷烙印的痕跡，就必須友善回應身體的感覺。

爲什麼瑜伽能提供從創傷壓力中復原的關鍵？我們在協助創傷兒童與成人的工作中了解到，「攻擊」會瓦解人們自我防衛的能力。當身體受到威脅，我們會自動做出戰或逃的反應，這是身體的先天設定。一旦這種自然的戰逃反應機制被中止，就會形成一種創傷經驗。當你遭受攻擊，並且了解到你對這件不可避免的事情無能為力時，你的自我防衛系統可能會故障，對於隨之而來的輕微刺激，則會產生不當且激烈的戰逃反應，以至於無法重新感到放鬆與安全。

雖然在經歷創傷期間，大腦通常會關閉，但是身體所經歷的動彈不得和無助的感覺，會讓你持續帶著對自己的人生毫無掌控能力的記憶——創傷倖存者的命運，是在心碎中苟活，在極度的痛苦中殘存。

創傷最嚴重的後遺症，也許就是難以忍受的身體感覺無止盡地來襲——胸口感覺被壓垮，肩膀疼痛緊繃，肚子裡有股火在燃燒——而你也已經深信，自己對這一切完全無能為力。身體，不再是我們邁向康復之路的盟友，反而成為我們的敵人。許多受過創傷的人，體會到必須訴說出事情的來龍去脈，親朋好友才能夠了解為什麼他們會如此害怕、憤怒或失控；但眞正的問題是，受創者的內心無法感受到眞正的平安，身體已經變成一顆定時炸彈。其結果是，萬萬不可以去感受自己所感受到的，也不可以去認知自己所認知到的，因為身體已經變成恐懼與恐怖的容器。從外面開始入侵的敵人，已經轉變成內心的折磨。

我們自行研發出來的瑜伽課程，一開始著重在研究瑜伽是否眞的能夠改變心律變異度（結果發現眞的可以），這些瑜伽課程幫助我們逐漸了解到，瑜伽可以提供幫助受過創傷的人，重新學習安住於他們受盡折磨的身體裡。我的病人安娜，在三歲到七歲期間，曾經遭受過父母可怕的性虐待；即使在成年之後，每當她必須面對不同意見或衝突的時候，都得讓自己的大腦變成一片空白，才能化解她曾被虐待的痛苦記憶。當她感覺到快要崩潰的時候，她會拿起刀片，往身體深深地割下去，藉以獲得紓解。經歷過多年各式各樣的療法之後，她來找我諮商，而我建議她也許可以藉由參加我們的瑜伽課程，跟她的身體進入一種較為和諧的關係。在上完前兩堂課之後，她寫信給我：

我不知道為什麼瑜伽讓我感到如此害怕，但是我很確定，瑜伽將帶給我不可置信的療癒力量，這就是為什麼我正在努力嘗試的原因。瑜伽是往內看，而不是往外看，並且需要我去聆聽我的身體，然而我大部的生存反應系統，都是在極力避免這些事情。今天來到教室，我的心在狂跳，有一部分的我，眞的很想拔腿就跑，然而我還是持續不斷地把一隻腳放到另一隻腳前面，一步一步往前走，直到我走到教室門口，然後走了進去。下課之後，我回到家裡一口氣睡了四個鐘頭。這個星期，我在家裡做瑜伽，心中浮現幾句話：「你的身體有話要說。」而我回答我自己：「我會試著聆聽。」

安娜每周一次到我的辦公室進行治療，但是在那之間，她喜歡跟我保持聯繫，並且定期寫電子郵件給我，告訴我她目前的狀況。大約在練習了瑜伽一個月之後，她再度寫信給我：

今天我和大衛談了一點我是如何奮力讓自己的呼吸到達身體曾經遭受虐待的部位，過去我會很自然地阻止自己的呼吸到達那裡。當我在做一個協助臀部張開的瑜伽動作時，我試著將呼吸輸送到身體軀幹的兩側。我可以感覺到那裡有多麼緊繃，有一部份的我告訴我的身體，「我很抱歉讓你獨自承受這一切。」然後突然之間，我好像進入自己的身體，可以感受到自己遭受到父親的虐待，但感覺是從內而來，而不是從外而來；我開始目睹它的發生，我沒有感到痛苦，也沒有太害怕，但是我注意到究竟發生了什麼事情，而我的一部份接受了這個事實，「是的，這事情發生了。」你懂我的意思嗎？以一種很奇怪的方式，這感覺像是一大進步，而不是退步。瑜伽這東西實在是太令人驚奇了。

當人們用傳統的心理療法處理創傷的時候，通常會把主要的關注放在訴說過去發生了什麼事情，討論的話題一般都和回想起過往的恐怖經驗，會如何引發恐懼、憤怒或讓現況陷入癱瘓有關。許多人會感到紓解，當他們可以和其他人討論看到某些特定的圖像、聽到某些特別的聲音或是聞到某些獨特的氣味時，他們會感覺到創傷彷彿就在此刻發生。然而，再次經歷與創傷有關的感覺，並不只是爲了回應我們周遭的一些事物，同時也是受到身體深處的感覺所觸發——這種感官體驗有可能是因爲憤怒、性亢奮或月經來潮所引起；或因爲對某人感到溫柔；或是伴隨著被拒絕、被看輕的感覺而造成。

也許治療創傷最困難的部分，就在於處理隱藏於內心、隨時會被扣下的「扳機」。創傷是過去發生的事情，但是身體卻老是處在反應狀態，彷彿仍置身迫在眉睫的危險之中。這些內心的扳機，將你的內在世界變成了地雷區。創傷本身至少還有個開始、中間和結束的時間點，但是「扳機」卻可能隨時被觸動，就像夜裡的竊賊，在最不恰當的時候降臨。你知道你不應該這樣感覺，但是你的身體持續地被難以忍受的感覺和情緒所綁架。

這會讓你感到發瘋：在某種程度上，你意識到危險已經結束了，但在你的內心深處，身體裡面那些盤桓不去的感覺，還繼續在警告著你厄運即將來臨。你再次陷入困境，並且做出恐怖、憤怒和無助的反應。

問題不只在於我們的內心或甚至是身體發生了什麼事情，創傷影響了我們整個生命體。

正如不久前去世的身體心理治療師漢納（Thomas Hanna）在《生命之身》（*The Body of Life*，一九九三年）這本書裡面所說的，

> 若沒有懷著怨恨與憤怒的生命體，我們無法怨恨也無法憤怒；若沒有在生理上積極、熱情地去愛、去希望、去期待，我們就無法去愛、去希望、去期待。怨恨、憤怒、愛和希望，並不是存在於某種純粹「精神」空間中的「心理狀態」，這些是身體的狀態，存在於整個活生生的生命體之中。

在我的行醫生涯中，我看到許多人成爲對抗內在感覺與忽視身體內在世界的專家。許多創傷倖存者，最後變成循環往復地活在孤絕與逃避厭惡的感覺之中。至少，在我治療的創傷病人之中，有一半曾經試圖藉由藥物或酒精，來麻痺他們無法忍受的內心世界。許多受過創傷的人都知道，像是割傷自己這種自殘的舉動，可以讓厭惡的感覺消失。其他的人則會去飆車或從事

其他高風險的活動，像是賣淫或賭博，他們說那可以給他們掌控感或讓他們的情緒「很嗨」，進而獲得紓解。

受傷的人，會不由自主地找到保護身體的方法，以對抗從身體裡持續發送、不請自來的危險崩潰訊息。他們把自己武裝起來，以抵抗無法承受的身體感覺。終日惶恐不安的人，會發展出某種身體機制，多多少少可以抵銷他們的焦慮——有很多方式可以做到這點，久而久之，許多創傷倖存者都曾不自覺地試過好幾種不同的方法。他們被失控的感覺所占據，肌肉變得僵硬，這讓他們無法放鬆，也無法順其自然。他們的緊繃狀態，到最後可能會導致肌肉抽筋、偏頭痛、纖維肌痛、慢性疼痛；一旦症狀到達必須被治療的地步，創傷倖存者們便展開了另一種生活：三天兩頭看醫生、做各種檢查、服用藥物、進行各種復健，但是沒有一樣能真正解決潛伏在背後的問題。

如果一個人終日全神貫注於準備接受下一次的攻擊，那麼，跟求生存有關的念頭，也很可能演變成一股滔滔不絕的洪流。這範圍可能從對真實與想像中的攻擊者產生無止盡的憤怒，到持續強烈地擔心遭到拒絕或拋棄。這些想法會自動強化身體生理和免疫系統的反饋迴路，將它們激化到處於強烈攻擊或防禦的模式。不斷重複的報仇想法，將會不停地活化身體的同一塊肌肉和腺體，就像我們專注在失敗和絕望時，身體組織也會被刻印上這種感覺，直到垂頭喪氣。持續地專注於我們的傷害、痛苦、怨恨或恐懼，本身就是一種自我傷害的行爲。

當兒童在成長過程中失去聽力或視力，而無法從照顧養育他們的人身上獲得生理狀態的反映時，或是當成年人不斷地被無法忍受的感覺刺激時，他們和身體的重要聯繫就會產生斷裂。童年對自我留下的銘記，以及你所往來的是些什麼樣的人，會持續無意識地引導你和他人的互動，直到你長大成人。不斷重複上演的拋棄與毆打戲碼，讓我們對現實人生感到困惑；痛苦變成了日常生活的基調，阻礙了我們追求幸福美滿的生活。不論是快樂或痛苦，我們都無從消受、處理、享受與容忍，因爲這些能力都受損了。

從來沒有被安安穩穩抱過的人，內心深處未曾感受過恆久平靜的中心：一種絕對安全、絕對沒問題的感覺。這反映在我們對瑜伽和長期受創女性所做的研究。我們觀察到，在瑜伽課程結束時、徹底放鬆狀態的「大休息式」期間，她們的肌肉持續顫動，彷彿持續在跟看不見的敵人作戰；而在我們的免疫學研究中，也看到這一點。我們發現亂倫受害者的免疫系統，呈現被過度刺激的狀態，好像處在被環境毒素攻擊的緊急危險之中。我們的研究顯示，對危險的過度警覺，會使這些女性容易產生自體免疫疾病。

我們從當代神經科學研究所學到的一門重要功課，就是我們對自己的感覺與我們的身體息息相關。神經科學家安東尼歐．達馬吉歐（Antonio Damasio）曾經展示過大腦裡一個稱爲「腦島」（insula）的區域，腦島是將身體的感覺傳達到意識知覺的地方。這意味著，意識根本上是藉由我們如何解讀身體所經歷的感覺而產生的。受創人們的大腦影像研究一再地顯示，他們在腦島以及其他和自我意識有關的區域，活化能力被減弱了。

大多數傳統的心理治療方式，都是著重在情緒和想法的交互作用。例如：當某人回述了一個事件，治療者會回應他：「那麼你對這件事情感覺如何？」或是，當某人因爲發生了某件事情而感到難過，治療者會回應他：「讓我們來仔細想想，看能不能釐清這是怎麼一回事？」當有人感到苦惱，標準的治療方式會試圖找出是什麼讓人感到如此不安，以及可以做些什麼來改善這種狀況。大部分的療法都淡化或忽視了內在感官世界的轉變，然而這卻是具有生物本能反應特質的，因爲情緒的狀態被寫進身體的化學成分、五臟六腑、臉部、喉嚨、軀幹、四肢的肌肉收縮之間；而且，在「身體」這座劇院裡，正是創傷持續上演的舞台。既然如此，受創的人需要有身體和感官的體驗，才能解開身體，活化有效的戰逃反應，能夠忍受自己的感覺，友善對待自己的內在體驗，並且培養新的行動模式。

我的朋友戴安娜．弗沙（Diana Fosha）曾經指出，要改變某人的基本生活方式，不可或缺的一種能力，就是能夠忍受「內在體驗」（visceral experience）。因此，改變取決於我們能夠直接且深入地體驗情緒。如果我們通往核心經驗的通道被阻斷或扭曲了，就無法處理自己最重要的心理過程。

學習忍受可怕的身體感覺，同時對它們感到好奇，可以給人一種掌控感。內在所經歷到的「掌控感」涉及情緒和感覺，可以提供新的資源、能量，以及採取有效行動的能力。身體的感受具備了直覺的智慧，情緒在那裡自然地流進流出，讓我們的胃口大開，渴望更深刻的體驗。

安娜逐漸學會了忍受可怕的回憶，並且沒有被擊潰。在頭兩年的治療期間，恐懼、羞愧、屈辱的情緒如排山倒海般來襲，會導致安娜封閉自我，不發一語。她會用手遮住眼睛，雙腿不由自主地晃動。現在她則可以注意、好奇，然後觀察。

瑜伽是整個療癒過程的一部分。能夠找到讓你明白發生了什麼事情的言語文字，且能夠將記憶放回應有的時空，便能將一個人從不斷在當前重溫創傷的酷刑中解放出來。但是，唯有在想起過去時，身體不會被迫重溫當時所發生的事情，如此，才可以稱得上是眞正的康復。

1

拿回你的身體

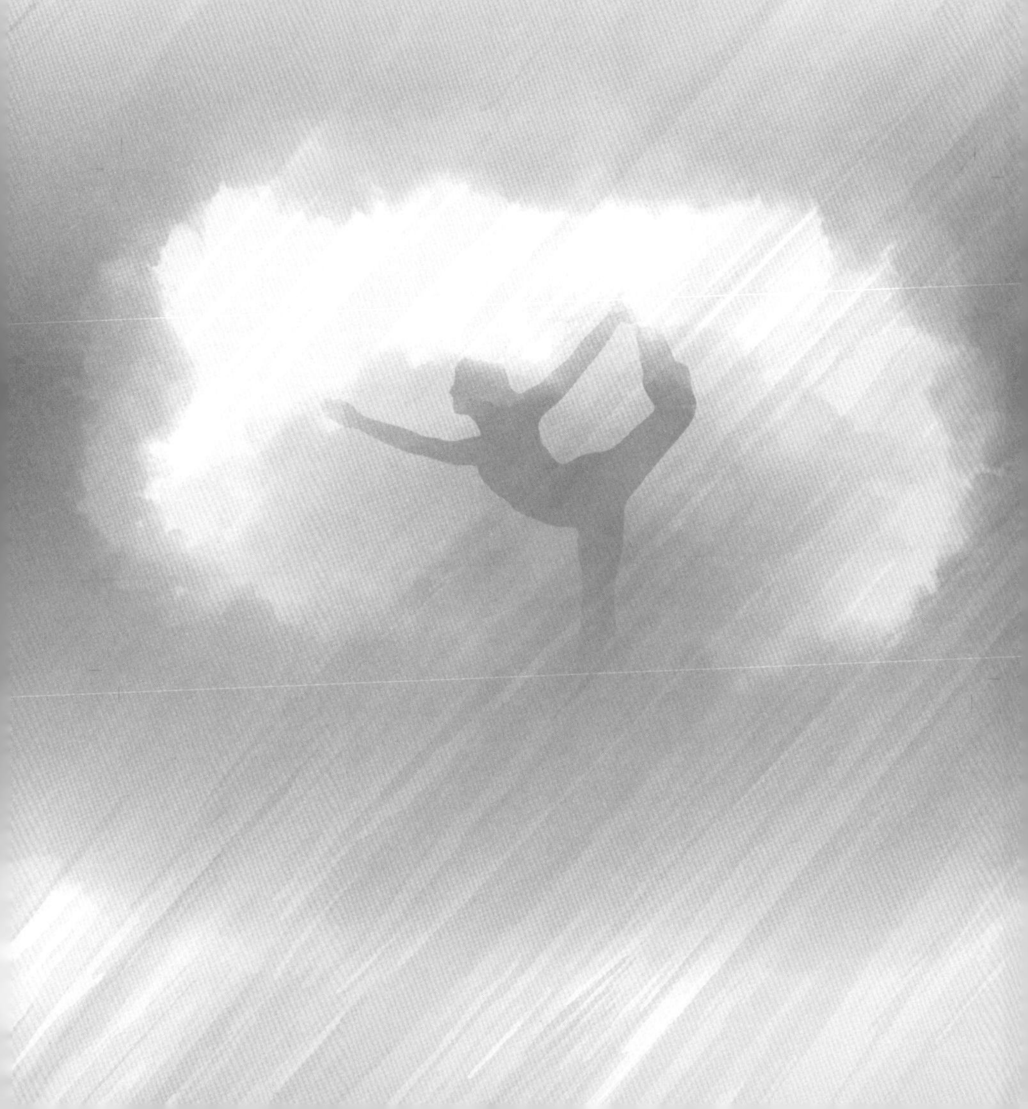

創傷後壓力症候群的治療目標，在於幫助人們活在當下，不再根據過去不相關的要求來感覺或行動。

——貝賽爾．范德寇①

創傷都曾經以某種方式觸及到大部分人的生活。創傷的形式有很多種：從家中受虐、性侵到經歷戰爭，以及許多其他痛苦的經驗。有些人曾經遭受意外、災難、人際暴力和虐待、醫療疼痛或創傷性的損失；有些人則曾經間接地透過朋友或親人的經驗而觸及創傷。

在某些情況下，創傷擊潰了我們對付它的能力，並且產生了令人衰弱的症狀。我們可能會輾轉難眠或是從惡夢中驚醒。我們會受到一再浮現的創傷記憶所干擾，因而必須想盡辦法逃避這些思緒。我們可能會掙扎在與自己有關的負面想法之中，或是在人際關係中遭遇困難。

此書是爲了曾經遭受過毀滅性創傷的人而寫的，也是爲了跟他們合作的老師與提供協助的人而寫的；目的在於提供一些直接、行動導向的練習，倖存者只要認爲合適，就可以採用。在整本書裡，我們會示範許多練習，任何一個你有興趣的練習，都歡迎你來嘗試一下。從這個角度來看，本書可以說是一本練習手冊。

我們也希望跟照顧者（例如：治療師和瑜伽教練）分享一些訊息，以增加照顧者們的信心，將創傷感知瑜伽（trauma-informed yoga）做爲治療過程的一部分。我們期待讀者能夠自在地自行練習，並且能夠與在生活中支持他們、可以和他們一起安全探索這些練習的人，分享本書內容。

由於創傷在我們的社會中普遍存在，許多人的身心安全在一生中都面臨著多重的威脅。試想以下的統計數字——根據一項全國虐待與疏忽發生率的研究，在美國，每一年就有將近三百萬名兒童（也就是說，每二十五名兒童之中就有一名），經歷了某種形式的危害；而且，這其中有三分之一的兒童，幾乎都直接遭受到身體上、情緒上的虐待或性虐待。每一年，也都有超過兩百萬名的兒童經歷了重大的身體或情緒疏忽②。最近的調查指出，情緒疏忽對兒童的危害，與身體的虐待或性虐待一樣可怕③。而當一名兒童年滿十八歲時，他／她將直接受到人際暴力或集體暴力影響的可能性，則大約有四分之一④。

在這些兒童之中，有許多人會經驗到立即的後果，像是睡眠困難、在學校無法專心上課、沒辦法靜下心來，以及和同儕相處發生問題。然而，童年創傷的全面影響，更常發生在多年之後，到了青春期和成年才顯露出來⑤。其結果是，大人們常誤以爲受過創傷的孩子，已經毫髮無傷地躲過一劫，因爲他們一開始並沒有表現出明顯的痛苦或受傷的症狀。

人際暴力和虐待在成年期也很猖獗。根據美國國家司法研究院和疾病管制中心，有將近五分之一的女性，以及每三十三名男性中有一位，表示他們曾經在人生中的某個時刻，遭到強暴或強姦未遂。在美國，每一年有將近一百三十萬名女性和八十三萬五千名男性，遭受到親密伴侶的毆打⑥。美國醫事總署的報告曾指出，家庭暴力是十五歲至四十四歲女性受傷的主要原因，比車禍、搶劫、癌症死亡加總起來還要多。

除了人際暴力之外，創傷也會經由意外、戰爭、疾病、醫療介入、親人的死亡、天然災害，以及許多其他類型的事件而形成。我們也可能因爲聽到或看到創傷事件，或者因爲覺察到親人受到創傷折磨的痛苦，而經歷了「替代性創傷」的反應。

所有的創傷經驗都有一些共同點，就是它們對於我們的身體、情緒，以及（或是）心理上的安全，構成了某種威脅。描述創傷的影響是很困難的，因爲那是如此地仰賴個人的主觀經驗。在布勞斯坦（Margaret E. Blaustein）和堅尼伯格（Kristine M. Kinniburgh）於二〇一〇年出版的著作《治療兒童和青少年的創傷壓力》（*Treating Traumatic Stress in Children and Adolescents*，二〇一〇年）中，作者們指出，

> 創傷的經驗是複雜的。創傷在類型、來源、長期性和影響上都各不相同；創傷發生在不同的發展階段、不同的家庭、社區和文化背景之下，而內外部的資源與挑戰有時存在，有時則不存在。因此，我們對於創傷的了解、表現方式，以及妥善處理創傷的方式會存在差異，就不足爲奇了⑦。

我們確實知道的是，對許多人來說，遭受創傷，健康與幸福都會受到深遠的影響。光是

在美國，大約就有七百七十萬名十八歲及以上的美國成年人，或是每年有百分之三點五的成年人，遭受到創傷後壓力症候群的折磨⑧。研究人員已經開始描述受過創傷的大腦所造成的影響，並且在出現創傷後壓力症候群或其他創傷相關症狀患者的大腦，與那些未曾受過創傷的大腦之間，辨識出一些在神經生理學和神經解剖學上非常重要的差異。例如：創傷後壓力症候群患者的大腦存在結構性的差異，像是成年期的海馬迴體積減少，以及多個額葉邊緣系統結構上的差異⑨。

我們所研究的創傷倖存者之中，有許多人的創傷後壓力症候群症狀，只不過是冰山一角；而且在診斷時完全看不出來症狀，也是常有的狀況。對於那些長年經歷創傷事件的人來說（特別是童年受到虐待或疏忽，或是隨之而來的長期關係暴力），生存的代價經常包括了一系列更複雜的醫療和精神問題，以及在學習、健全的社會、職場功能、身體健康和幸福各方面所產生的種種障礙⑩。

「負面童年經驗」（The Adverse Childhood Experiences，簡稱 ACE）研究，是一項重要

的研究，將成年人的健康狀況與「童年受虐」（心理、身體或性虐待）及「在童年時期經歷家庭功能障礙」（經歷家庭暴力、或是同住的家庭成員中有人濫用藥物、酒精成癮、患有精神疾病、自殺或有犯罪行爲）兩者之間的關係聯繫在一起。這些研究發現，童年創傷有累積效應，並且跟成年之後有非常高的風險會濫用或依賴藥物、罹患憂鬱症、自殺有關聯。童年創傷的累積效應，也跟多種成年人的主要死因有關，而且受創者有更高風險罹患包括肥胖、缺血性心臟病、癌症、慢性肺病、骨折和肝病等疾病[11]。

可測量的創傷效應，在文獻中已有詳細的紀載；而在本書中，我們將會越過這個客觀的焦點，轉而強調身體內感受創傷的主觀經驗。對許多人來說，創傷著實就是失去對自己身體控制的過程。當創傷事件發生，我們的身體會集體動員起來，設法逃離危險：我們的心跳加速、肌肉緊繃、呼吸加快以增加氧氣的吸入量；我們的大腦將能量從語言和意義創造中心，轉移到感官知覺、肌肉神經和情緒反應的中心。這些過程被設計成這樣的目的，主要是爲了幫助我們抵禦或逃離攻擊。

有一些臨床心理師推測，當所有的自然生理過程都變得無效時，例如：當我們被攻擊者擊倒且被壓制住；當車子撞向我們，我們被困在毀滅之中；當童年時期的我們活在恐懼和混亂裡，永遠不知道原本應該關愛與保護我們的大人，什麼時候會傷害我們——在這些時候，創傷後壓力症候群就會發生；尤其是，當我們全力逃避，創傷依然如影隨形時。求生系統正在運作，但系統鏈中的最後一個環節卻沒有完成：我們動彈不得；我們被卡住了。儘管我們已經竭盡所能，不論是身體的、智能的、情緒的，以及神經生物學上的自我，都試圖幫助我們逃離，但創傷事件還是發生了。當這種情況發生，我們會深受重創，留下了一種被身體背叛的感覺，因爲身體沒能將我們帶向安全。正如創傷專家茱蒂絲．赫曼（Judith Herman）所說的，倖存者變得「在自己的身體裡感覺不安全[12]」。

這種感到遭受背叛的結果，讓我們面臨了一些很困難的選擇，雖然有時候我們並不知道。例如：我們要如何餵養和照顧這個「身體」？如果那曾經是造成這麼多痛苦的原因。創傷往往會造成我們和自己身體關係的巨大傷害。我們或許會在許多層面上放棄照顧自己，這可能表現在嗑藥與酗酒、高風險性行爲、極度地減重或肥胖，或自我傷害行爲上——這些與自己身體相處的方式，不僅造成了更大的傷害，而且最終可能無法持續下去。當我們意識到自我和身體的存在時，就需要找到其他方法來處理所經歷的痛苦。

臨床心理師已經開始意識到，「傳統心理治療」處理的是創傷的認知和情緒因素，但是缺乏直接處理與生理因素有關的技巧——儘管創傷深刻地影響到身體，而且受創者的許多症狀，都是以身體爲主[13]。參與協助創傷倖存者的我們，需要擴大方法、超越談話治療，並且把身體帶進治療的環境。雖然以談話爲基礎的療法，在治療過程中扮演著重要角色，但許多人也發現，單單靠它是不夠的。我們必須處理創傷被隱藏在身體裡的方式，才能讓治療過程更加完整。

在世界知名的創傷研究和治療機構——司法資源協會創傷中心（Trauma Center at Justice Resource Institute，簡稱 JRI），我們引入了創傷感知瑜伽做爲創傷倖存者的輔助治療。我們將創傷感知瑜伽視爲一種與身體和平相處的方式。透過體驗，身體可以再次有效運作，並且拿回屬於自己的身體；我們同時相信，從創傷感知瑜伽所學得的經驗，可以轉化成對自我更完整的接受與信賴。

我們在創傷中心所進行的瑜伽是很獨特的，因爲那是創傷知情的（trauma-informed）；也就是爲什麼我們稱之爲「創傷感知瑜伽」的原因。我們在臨床環境中所做的每一件事，都是根據特有的研究來進行，而且是經由具備創傷相關專業知識的瑜伽老師和臨床心理師合作開發出來的。自從二〇〇六年以來，我們已經訓練了數百名來自全世界各地與創傷倖存者共同合作的醫療照護人員和瑜伽老師，並且運用了創傷感知瑜伽的原則與練習。有愈來愈多使用創傷知情療法的臨床心理師，在爲個人治療的情境下，提供瑜伽的介入措施，並且也在住院治療方案或是門診治療中心這類的治療環境下，提供瑜伽的團體練習或課程。

本書敘述了創傷感知瑜伽是如何逐漸成爲創傷倖存者的有效輔助治療。針對臨床心理師和瑜伽老師，我們希望能提供一個架構，做爲考慮以身體爲基礎來進行治療的參考。我們對瑜伽做了一些修改，以符合創傷倖存者的需求；而關於這方面的經驗，我們也會做一些分享。針對倖存者，我們則希望能提供一個環境，讓倖存者可以了解自己的反應，以及使用瑜伽做為治療方式的理由；同時也提供了一些實用的練習，讓倖存者可以納入自己的療程裡。

一個歡迎練習

隨著本書的開展，我們將會探討許多練習創傷感知瑜伽的重要議題，也會回過頭來解釋我們所使用的語言、所做的調整，以及所提供的選擇等等。然而，這是一本關於採取有效行動的書，所以，讓我們先從一個練習開始吧！

如果你願意，可以花點時間找個舒適的座位。你可以選擇坐在椅子上或是地板上。你也可以自行決定要不要靠個枕頭，好讓自己坐起來更加舒服。如果你因為醫療或身體狀況，需要躺在床上，你可以把床當作是你的「座位」。無論如何，給自己一點時間調整一下，就可以對自己所處的地方感到相當自在。你可以隨意地移動和調整，以便讓自己感到更舒適。你的動作可以很小，也可以大一點。如果你願意，可以注意一下：當你想讓自己更舒適的時候，你是如何移動和調整的。

當你準備就緒，花點時間注意你和地板相連的位置。如果你是坐在椅子上，那可能就是腳踏在地板上。如果你是躺在床上，則可能會注意到，你是透過床身連接到地板。如果你是坐在地板上，注意一下，是身體的哪個部分連接到地板上。如果你願意，給自己一點時間注意，全神貫注地注意：你在哪裡，以及你是如何連接到你底下的地板。

最後，如果你願意，你可以隨意地玩點花樣，看看自己是怎麼連接到地板，把這當成是一種練習——你可以移動身體、扭動腳趾或轉移重心，藉此將注意力集中到你和你底下地板的連接處。

再次強調，當你在做這種與你底下地板連接的互動練習時，只要去注意你注意到的就好了。那可能是一種若隱若現的感覺，一個短暫連結的片刻。如果你願意，請呼吸幾次，專注於此片刻並審視它們。（在瑜伽練習中，利用呼吸是記錄維持時間的方法之一。當你在審視一個練習的每個面向時，不妨呼吸一到三次。）

當你準備就緒，就可以隨時結束此練習，繼續往前邁進。

注釋：

①請參閱貝賽爾．范德寇的文章「The Body Keeps the Score：Memory and the Evolving Psychobiology of Post Traumatic Stress」（*Harvard Review of Psychiatry* 1, no. 5：253–265, 1994）。

②一系列相關的統計數字請參閱美國衛生與人群服務部（The Fourth National Incidence Study of Childhood Abuse and Neglect, 2010）。

③童年情緒疏忽造成的影響，相關討論請參閱布勞斯坦（M.Blaustein）和堅尼伯格（K. Kinniburgh）的著作 *Treating Traumatic Stress in Children and Adolescents*（New York：Guilford Press, 2010）。

④根據 Dr. Bruce D. Perry, M.D., Ph.D. 所做的報告，更多與童年創傷有關的資料與統計數字，請至以下網站查詢 http：//childtraumaacademy.org/Documents/Prin_tcare_03_v2.pdf。

⑤關於兒童受虐長期與短期影響的完整回顧與比較，請參閱 J. Beitchman、K. Zucker、J. Hood、G.DaCosta 和 D. Akman 的文章「A Review of the Short-Term Effects of Child Sexual Abuse」（*Child Abuse and Neglect* 15：537–556, 1991），以及 J. Beitchman、K. Zucker、J. Hood、G. DaCosta、D. Akman 和 E. Cassavia 的文章「A Review of the Long-Term Effects of Child Sexual Abuse」（*Child Abuse and Neglect* 16：101–118, 1992）。

⑥想了解成年人創傷經驗相關統計數字，請至網站 http：//www.ojp.usdoj.gov/nij/topics/crime/intimate-partnerviolence/extent.htm。

⑦請參閱布勞斯坦和堅尼伯格的著作 *Treating Traumatic Stress in Children and Adolescents* 第四章（New York：Guilford Press, 2010）。

⑧在美國國家心理衛生研究院「The Numbers Count：Mental Disorders in America」這篇報告中，還可以看到許多其他相關統計。

⑨想要了解創傷如何影響大腦，可以從貝賽爾．范德寇的這篇文章開始：「Clinical Implications of Neuroscience Research」

（*Annals of the New York Academy of Sciences* 1071：277–293, 2006）。而關於創傷後壓力症候群患者腦部神經解剖差異的主題，也可以參考 A. Karl、M. Schaefer 及 L. S. Malta 等人的綜合研究：「A Meta-analysis of Structural Brain Abnormalities in PTSD」（*Neuroscience Biobehavioral Review* 30：1004–1031, 2006）。

⑩ 有關此主題的相關訊息，貝賽爾．范德寇、T. Luxenberg 及 J. Spinazzol 的研究是不錯的起點，可參考他們的研究文章「Complex Trauma and Disorders of Extreme Stress（DESNOS）Diagnosis, Part I：Assessment」（*Directions in Psychiatry* 21：373–393, 2001）；另一篇關於複雜型創傷早期影響的重要參考是 Cook 等人所寫的「Complex Trauma in Children and Adolescents」（*Psychiatric Annals* 35, no. 5：390–398, 2005）。

⑪「負面童年經驗」研究是由 Felitti、Anda 等人所執行，已經出版了許多報告。其中一個例子是一九九八年發表在 *Journal of Preventive Medicine* 的一篇文章：「Relationship of Childhood Abuse and Household Dysfunction to Many of the Leading Causes of Death in Adults」，想搜尋更多資料請上美國疾病管制中心網站 www.cdc.gov。

⑫ 除了茱蒂絲．赫曼的開創性著作《從創傷到復原：性侵與家暴倖存者的絕望與重生》（*Trauma and Recovery*，左岸文化，二〇一八年）；另一本深度探索身體性創傷的著作是彼得．列文的《喚醒老虎：啟動自我療癒本能》（*Waking Tiger: Healing the Trauma*，奧修生命之道學苑，二〇一三年）。

⑬ 請參閱帕特．奧頓（Pat Ogden）和 K. Minton 著作文章「Sensorimotor Psychotherapy：One Method for Processing Traumatic Memory」（*Traumatology* 6, vol. 3：149–173, 2000）。這兩位作者還共同和 Clare Pain 撰寫了 *Trauma and the Body*（New York：W.W. Norton, 2006）。此兩本書都跟我們的主題非常相關。

2

創傷壓力

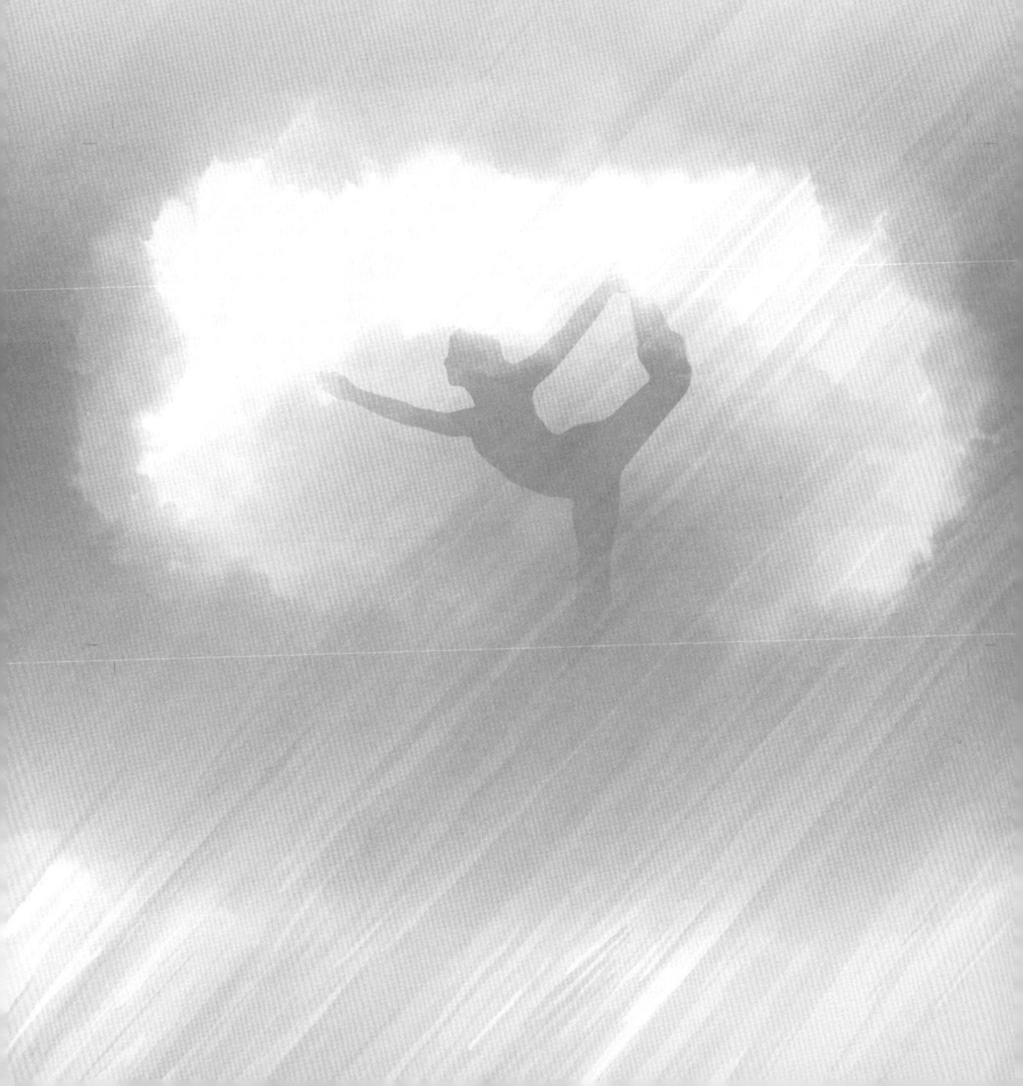

創傷壓力與創傷治療簡史

有史以來，創傷經驗便一直存在；然而，我們對於創傷經驗的意義以及其對人們所造成影響的了解，隨著時間的推移，已經產生了巨大的變化。我們想在此提供簡短的歷史回顧，看看我們對於創傷壓力的了解，以及在處理創傷壓力症狀時曾採取的介入措施上，是如何進展的。

從歷史觀點看心理健康症狀

在古希臘時代，西方醫學之父希波克拉底（Hippocrates）就曾提出，在身體的生理、心理和情緒狀態之間，有一種相關性的說法。他相信健康是基於體內四種「體液」或液體的平衡。雖然他的理論直接將情緒與生理狀況連在一起，在根本上過於簡化，但是在希波克拉底的一些著作中，的確將創傷性損失和隨之而來的症狀做了關聯性的描述，例如：他曾描述一名女子經歷了恐怖、憂鬱和語無倫次的狀況，而另一位則「不發一語……亂抓、亂扯、亂搔、亂拔頭髮，又哭又笑的，但是……並不說話。」這兩名女子都是在對某種「悲傷」做出反應①。大約五百年之後，另一位希臘醫生蓋倫（Galen），則針對器質性或身體症狀的成因，以及看起來相似、卻純粹是由情緒所造成的因素，進行了區分②。

最早被貼上心理健康症狀標籤的，或者是說沒有明顯身體症狀的疾病，是「歇斯底里」。這個名詞從十七世紀被沿用到十九世紀，用來描述女性身上的許多症狀，包括：緊張、煩躁、失眠、喘不過氣、食欲不振、缺乏性欲。「歇斯底里」源自希臘語的 hystera（意即子宮），而在古希臘神話中，則有關於子宮在身體裡漫遊而引起功能障礙的說法。歇斯底里所包含的症狀，目前已經廣泛地出現在美國精神醫學會出版的《精神疾病診斷與統計手冊》（*Diagnostic and Statistical Manual of Mental Disorders*，簡稱 DSM）所提及的疾病之中，包括：創傷後壓力症候群、焦慮症、情感疾患、解離症和體化症。兩個世紀以來，歇斯底里仍然是女性心理健康症狀的主要解釋。但是對於「歇斯底里」這個概念的涵義究竟指的是什麼，答案卻差別很大③。這種對心理疾病帶有性別偏見的概念，隨後便被學者批評是反映出當時父權思想的歷史和政治背景。

創傷事件與症狀之間的關聯

在十八世紀中葉，約翰・艾瑞克・埃里克森（John Eric Erichsen）醫師，在創傷事件及不是以身體爲主的症狀之間做出關聯。隨著鐵路運輸時代的到來，鐵路工人遭受到無數的意外、傷害和死亡。埃里克森描述了一系列他稱爲「鐵路脊椎」的症狀，包括：頭痛、頭暈、麻痺、提不起勁兒、無精打采、記憶力衰退、困惑、工作能力變差、脾氣暴躁、睡眠障礙、喪失原動力、麻木、性無能④。雖然其中有些症狀可能是因爲頭部受傷引起的，但其他情況亦可能反映出目前我們所了解的創傷後壓力症候群。

被稱爲現代神經學之父的尙－馬丁・夏爾科（Jean-Martin Charcot，一八二五至一八九三年），曾研究歇斯底里，想找出其症狀中常見的模式⑤。他在「創傷刺激」和「歇斯底里」所見的症狀之間，建立了清楚的連結。他認爲個人雖可能因爲遺傳或先天體質的因素而容易發展出歇斯底里，但是這種疾病往往是由創傷事件所引起。爲了研究這個現象，夏爾科利用催眠促使病人進入歇斯底里的狀態，而且他也引入催眠做爲歇斯底里的療法⑥。

夏爾科的學生希格蒙德·佛洛伊德（Sigmund Freud，一八五六至一九三九年），在精神病學之下創立了精神分析學派。二十世紀上半葉的創傷治療往往涉及到精神分析，在這種介入措施中，治療師扮演有如「白板」的角色，讓患者的無意識元素浮現其上。病患被假設會使用「防衛機制」來防止無意識元素的影響。在佛洛伊德的職業生涯中，處理創傷問題的方法不盡相同。佛洛伊德起初的理論是，精神官能症源起於創傷，稱爲「創傷性精神官能症」。在治療過多名童年曾經遭受性虐待的女性病患之後，他最初認爲「青春期之前被動的性經驗」，是「歇斯底里特別的病因（原因）」⑦。他開始發展出諸如象徵解析的技巧，從許多病患身上引發出性虐待的「場景」。佛洛伊德認爲，這些場景代表了被壓抑的無意識記憶。佛洛伊德跟他的同事約瑟夫·布雷爾（Josef Breuer）醫師一樣，強調將精神發洩⑧做爲一種涉及語言表達和情緒釋放的療法⑨。到了晚年，佛洛伊德則推翻了自己早期傾向發展模式的理論；但是他依然相信，對某個特定創傷的反應，可以從症狀分辨出來，而那是發展固著的結果。

皮耶·賈內（Pierre Janet，一八五九至一九四七年）探索並描述了解離作用在創傷性歇斯底里中所扮演的角色⑩。賈內聲稱，強烈的情緒會干擾對事件的評估，讓人無法做出適當的反應，因而導致創傷記憶的解離。這些未被承認的記憶，接著就以感官經驗（視覺影像、聽覺記憶、觸覺感知）、崩潰的情緒，以及一再重溫原始創傷行為模式（強迫性重複）的方式入侵。賈內被當代創傷壓力專家視爲該領域發展的核心人物：「一個世紀以後，賈內依然提供了無法超越的架構，有助於我們整合目前有關心理動力治療，以及人類創傷對認知和生理影響的知識。」⑪賈內的研究是目前以階段爲導向的創傷介入措施模型的前身。他的架構反映了這些治療模型所強調的三個階段：「⑴穩定和減輕症狀，⑵辨識和修改創傷記憶，⑶重返社會並康復⑫。」

退伍軍人和創傷壓力

第一次世界大戰之後，大家對創傷相關的症狀日益關注，當時有一批士兵返鄉之後，出現了許多原因不明的症狀。許多遭受過極端暴力的男性罹患了運動症狀，例如：搖晃、口吃、抽搐、顫抖、步態怪異，導致他們失去工作能力。他們也出現了感覺失調的問題，例如：視覺和聽覺障礙，而且找不到任何生理上的成因⑬。於是，佛洛伊德有關於歇斯底里症狀根源於無意識情緒的概念，便被用來解釋這些退伍軍人的症狀，因爲恐懼與責任之間的衝突，導致了他們「遁入疾病之中」。這些士兵所經歷的症狀，其中有許多人被視爲是「轉化型歇斯底里症」，顯示了創傷壓力的影響跨越了性別界線。美國醫生與精神分析師亞伯罕．卡迪納（Abram Kardiner）描述，在創傷性戰爭精神官能症之中，生理精神官能症被當成防衛機制，目的是爲了避免創傷，但結果卻導致適應不良⑭。許多創傷相關疾病的新名詞也大約在這段期間引介出來，包括：「砲彈高燒」、「精神性休克」、「戰爭恐懼」、「砲彈恐懼」、「戰爭精神官能症」等。在第二次世界大戰戰鬥士兵的身上，則更進一步確認了創傷相關的症狀。「戰爭疲勞」、「戰鬥衰竭」是此時期所出現的新名詞。

二次大戰之後，美國精神醫學會發展了初步的《精神疾病診斷與統計手冊》，描述了退伍軍人常見的症狀是「重大壓力反應」。重大壓力反應是一種急性心理反應，通常發生在人們經歷極端的壓力之後，這種壓力源對大多數人來說都是具有創傷性的，而當壓力源停止，痛苦也隨之解除了。手冊中並沒有提及經歷創傷壓力源之後的長期症狀。大約在這個時期，在大屠殺倖存者、戰俘以及大規模災難倖存者之中，也發現了創傷後反應。儘管在一九六八年出版的第二版《精神疾病診斷與統計手冊》裡，曾對創傷後反應做了一些釐清，卻排除了任何與創傷相關症狀的診斷類別⑮。

越戰之後，退伍軍人、一般大眾和專業人士，都極力倡導將創傷相關症狀納入《精神疾病診斷與統計手冊》的下一個版本之中。爲了回應外界呼籲，一九八〇年出版的第三版《精神疾病診斷與統計手冊》即納入了當今被廣泛使用的名詞——創傷後壓力症候群⑯。

創傷後壓力症候群診斷的擴大應用

在過去的三十年之中，創傷後壓力症候群的概念已經被普遍地接受。在一九八〇年代，「創傷後壓力症候群」所包涵的範圍，已經從狹隘地關注在戰爭相關的創傷，擴展到包括：家暴、性侵、兒童虐待等的後遺症。解離過程也在第三版的《精神疾病診斷與統計手冊》中獲得更多的關注，且附有詳盡描述，並將解離障礙分爲五組，做爲獨立的診斷類別，儘管它們與創傷壓力密切相關[17]。

一九八〇和一九九〇年代，研究人員開始將身體正常的生存反應，以及創傷後壓力症候群常見的症狀之間做出連結，以釐清創傷後壓力症候群反應的生理基礎。這些理解，爲創傷相關症狀帶來了更多可行的療法。

創傷後壓力症候群的現代治療模式

一九七〇和一九八〇年代的治療模式強調「宣洩」的重要性，涉及了讓所有與創傷事件相關的感覺和記憶「釋放出來」；此模式可以回溯到佛洛伊德和布雷爾較早時期對精神發洩的強調。這種療法是基於以下的假設：迴避暴露在創傷的記憶與相關的感覺，是造成創傷後壓力症候群的原因。強調「宣洩」的治療模式吸引了許多倖存者，他們希望能用某種方式「擺脫」這些記憶或是「清除」它們。

認知行爲治療，例如：暴露治療、認知處理治療，則主導了當代對創傷後壓力症候群治療結果的研究。在一九八〇和一九九〇年代，暴露治療的概念[18]成爲治療創傷的流行療法。這類型的療法是基於焦慮的行爲模式，在此模式中，患者被視爲有迴避創傷提醒的傾向。而根據這些模式，迴避會造成對創傷事件更強烈的焦慮，因爲患者沒有機會忘掉基於恐懼的聯想，所以「暴露治療」會涉及讓患者暴露在創傷的提醒下。「系統減敏感法」即是暴露治療之一，患者逐漸暴露於逐步增強的創傷提醒之中，並且同時練習放鬆技巧。「延長暴露療法」[19]則是由埃德娜．福艾（Edna Foa）所發展出來的，在這種療法裡，患者長時間暴露在創傷記憶的細節之中，其焦慮與迴避的強度則被假定會在延長的暴露之下，隨著時間而下降。而派翠莎．雷斯克（Patricia Resick）所發展出來的認知處理治療，則是將暴露治療與認知重建結合在一起。這類治療的目標，是去辨識出患者對於自己、他人以及世界所秉持的信念，並且幫助他們轉換造成創傷相關症狀的基模[20]。

除了認知行爲治療之外，還有各式各樣的方法協助治療慢性的創傷壓力症狀，包括：團體治療、心理動力治療、催眠、眼動心身重建法（請參閱後面描述）、校本治療、夫妻和家庭治療，以及創造性療法。創傷相關症狀的精神藥理學療法也很常見。常見的藥物包括：選擇性血清素再吸收抑制劑（SSRI）、抗憂鬱劑，以及被稱為血清素及正腎上腺素再吸收抑制劑（SNRIs）的新型抗憂鬱劑。其他的藥物也曾經被使用過，療效和副作用也都不盡相同㉑。最近的一項綜合分析顯示，所有以創傷為中心的治療，在跨研究的報告中，效果都大致一樣；整體而言，以創傷為中心的治療，比非著重在創傷的傳統治療或支持性療法有效㉒。

複雜型創傷與現有治療模式的侷限

在過去二十年裡，創傷壓力領域裡的先驅，例如：范德寇和赫曼，對創傷後壓力症候群被當作是創傷相關情況中唯一的診斷類別，其所造成的侷限，已經提出了挑戰。他們發現，長期受到人際創傷（特別是在早期的成長階段）所造成的影響，通常會比創傷後壓力症候群診斷中所描述的，更為深遠廣泛。曾經遭受過長期或反覆創傷的個人，特別是在關鍵發育階段，所受到的影響是全面性的：身心靈會全面受創。長期或反覆受虐的倖存者，對於管理自己的情緒與發展出健康有益的友誼和親密關係，往往有極大的困難。他們的特點是始終懷著恥辱與毫無價值的感覺，並且在強烈的自我監控與自責之中痛苦地搏鬥。這種負面的自我評估，通常最初是來自於倖存者對於所經歷的創傷事件，自認為要負起責任；但是到最後，卻往往會全面摧毀他們大部分的生活經驗、決定和行為。「複雜型創傷」是一個新創的名詞，用來描述因為長期生活在被虐待和被忽視環境中所產生之更深刻的後遺症。複雜型創傷後壓力症候群包含了以下一系列的症狀：情感失調；解離；身體功能障礙；負面或扭曲的自我形象；開啓、引導與維持人際關係的能力受損；個人基本信念與價值體系的崩裂[23]。

儘管外界普遍認為，暴露治療對許多創傷後壓力症候群的患者來說，是一種有效的療法[24]，但是仍有許多人無法忍受以暴露為基礎的療法。暴露在創傷記憶之下，通常會導致生理以及（或是）情緒困擾的增加；之後，隨著對這些內容感到習慣，情緒的強度才逐漸下降。然而，許多經歷過複雜型創傷的人，還沒有發展出其內外部必要的資源，來忍受常常浮現在暴露過程中的強烈生理和情緒感受。臨床心理師經常表示，他們並不採用暴露治療，因爲考慮到可能會使患者的症狀更加惡化，患者也可能會過早就退出治療或是無法忍受治療的痛苦㉕。

不幸的是，大部分創傷相關議題的治療結果研究，並沒有反映出在複雜型創傷中掙扎之個人的獨特需求。許多標準化的治療結果研究，基於症狀的嚴重性和複雜性，已經先排除了大量的參與者；而其中的許多研究，參與者的退出率也很高㉖。正因爲如此，這些研究所得出的結論，可能無法適用於複雜型創傷的患者。研究者已經開始關注在主流的治療結果研究裡更加惡化或是被排除的人們㉗，試圖找出對這些人可能更有效的替代療法。

更多新進療法

由於研究者愈來愈意識到創傷反應的複雜性，因此已經開始發展處理複雜型創傷患者特殊需求的替代療法。這些介入措施通常著重在建立調適技巧，其重要性優先於處理創傷記憶。例如：瑪麗琳・克萊爾伊特雷（Marylene Cloitre）所發展出來的情感和人際調節技巧訓練治療模式[28]，即是著重在自我調節技巧的發展，優先於創傷敘事的建構。

此外，由瑪莎．林納涵（Marsha Linehan）所發展出來的介入措施：辯證行爲療法，雖然並非創傷專用的治療模式，但是著重在發展出多種重要的心理能力和技巧（包括：正念、痛苦耐受、情緒調節和人際效能），而這些通常都是慢性創傷倖存者所缺乏或嚴重發展不足的[29]。在創傷中心，我們發現將辯證行爲療法的元素整合到以創傷爲中心的整體治療計畫中，對許多患者都很有幫助。

「眼動心身重建法」則是非常創新、獨特的創傷處理介入措施，有助於倖存者將創傷經驗的情緒、認知和身體元素，整合進他們更大的生活情境之中[30]。雖然眼動心身重建法是爲了創傷處理治療而發展的，但是在較新的眼動心身重建法的「資源識別和安置」協定裡，已經強調建立復原力要優先於探索創傷記憶[31]。兒童創傷壓力的專家也開始發展介入措施的架構，包括處理有複雜型創傷反應兒童的獨特需求，以及著重在發展調節能力，發展內在力量和復原力的介入措施[32]。

創傷治療的未來

當今最先進的創傷治療牽涉到替代和整合性的介入措施策略，已經超越了傳統的語言治療。范德寇曾經主張：「在傳統的語言治療中描述創傷經驗，有可能活化內隱記憶，也就是會活化與創傷相關的身體感覺，以及生理過度喚起或喚起度不足的狀況，這會引發無助、恐懼、羞愧和憤怒等情緒。當這種情況發生，創傷受害者會容易感覺到處理創傷依然是不安全的。」[33]許多較新的介入措施，著重在發展資源，並且使用了「由下而上」的方式，將身體整合到治療裡。例如感覺動作心理治療[34]，這類療法是利用身體做爲入口，來探索患者的資源，以及未曾處理的創傷記憶。新進出現的創造性療法包括：以藝術、舞蹈、音樂和戲劇爲基礎的介入方式，著重於身心整合的治療。同樣地，瑜伽練習爲創傷倖存者提供了以身體爲基礎的介入平台。以瑜伽爲基礎的介入措施，將身體運動和復原行動模式融入到治療裡；在此過程中，以具體的方式，努力協助創傷倖存者建立內在的力量與資源。經由類似以身體爲基礎的介入策略，瑜伽在促進身心療癒方面，已經成爲最先進的創傷療法。

創傷與生存反應

對於過去的提醒，會自動活化某些神經生理反應，這解釋了爲什麼創傷倖存者會很容易在當下做出非理性、皮層下部驅動的衝動反應，而這些反應根本與當下無關，甚至是有害的……。

暴露在極端的威脅之下（特別是在生命的早期），再加上缺乏足夠的關照回應，會顯著地影響到人體組織長期的功能，讓人無法有效地調節對交感和副交感神經系統的反應，以回應隨之而來的壓力。

——貝賽爾·范德寇㉟

創傷壓力症狀具有生理基礎。關於身體的生存反應系統，以及這個適應系統和創傷壓力症狀之間的關聯，我們將提供讀者相當技術性的概述。如果你對此感到興趣，我們邀請你來閱讀。如果你對於創傷反應的身體生理基礎不是那麼感興趣，不妨跳過這一節。

當我們面臨潛在的威脅狀況，身體的求生系統便會啓動。我們會用各種策略做出回應來擺脫危險，這包括了：戰鬥、逃跑、僵呆和屈服的反應。活化生存反應有賴於身體裡的兩個主要系統：自主神經系統和內分泌系統。自主神經系統由交感神經和副交感神經的分支所組成。交感神經系統的作用在於面臨威脅或緊張的情況時，動員身體的資源；交感神經系統會對腎上腺發出訊號，促使它釋放出「壓力賀爾蒙」，例如：腎上腺素和正腎上腺素，幫助身體做好準備，應付威脅。活化交感神經系統有助於心跳加快、血壓上升、呼吸加速，並且讓肌肉做好準備以便採取行動。副交感神經系統則會「關閉」身體的活化狀態。這兩種系統之間的平衡，對於調節身體的能量，以及將資源引導到需要的地方，至關重要。

壓力反應也牽涉到神經內分泌反應系統「下視丘—腦垂體—腎上腺軸」（PHA axis）的活化。此系統包涵了一個反饋迴路，當下視丘分泌腦下垂體釋放激素，這個迴路就被啓動了。腦下垂體釋放激素是一種賀爾蒙，能幫助身體在面臨威脅之際做好準備，以便採取行動。腦下垂體釋放激素會促使腦下垂體釋放腎上腺皮質刺激素到血液裡，接下來則會觸動腎上腺釋放出多種賀爾蒙，包括可體松，這是身體主要的抗壓力賀爾蒙。

戰鬥、逃跑、僵呆和屈服的反應模式，各自都與身體裡特定的神經生理反應有關。戰鬥反應是一種高喚起的反應，會引發交感神經系統和「下視丘—腦垂體—腎上腺軸」的活化。在戰鬥反應中，我們能接近威脅和刺激，並且積極運作將之擊退。而交感神經系統和神經內分泌系統，也與逃跑反應有高度相關。當我們經歷逃跑反應，我們的身體會被活化，幫助我們遠離危險；其生理反應和戰鬥反應相似，但是在情緒（焦慮、恐懼和憤怒）和處理（避免而非靠近）的反應是不同的。

有跡象顯示，僵呆反應同時涉及到交感神經和副交感神經系統的活化。此理論與威脅反應系統的動物模式相符，顯示在面對威脅的僵呆狀態中，交感神經和副交感神經的分支會同時活化[36]。當我們經歷僵呆反應時，身體會處於高度活化狀態，能注意到潛在的威脅。我們會從周遭吸收消化大量的感官訊息，以便決定該如何做出反應。與此同時，我們會處於過度警覺的「緊張僵呆」狀態：身體保持不動，將所有可用的能量都引導至蒐集與威脅狀況有關的相關訊息。

屈服反應則涉及到關閉身體主動防衛的機制或是產生解離反應。對人類來說，屈服反應類似動物在野外「裝死」的行為，其生理表現，跟我們所知的動物世界裡「被打敗」的反應相符。在屈服反應中，副交感神經系統上一種原始的「無髓鞘生長迷走神經」[37]被活化了，關閉了我們身體的主動防衛機制，並且導致血壓和心率下降；身體也產生了內源性類鴉片，可以緩解痛覺，創造出對時間、空間和現實感覺的改變[38]。這種反應的目的，是為了避免更進一步激怒侵略者，並且切斷與攻擊有關的痛苦經驗連結。

大多數人會在不同的時候使用到這些生存策略，也可能使用綜合的策略來對單一事件做出反應。面對迫在眉睫的威脅，每一種反應都是適應演化而來的，目的都是在幫助我們避免、逃避或應付危險情況。但是在某些情況下，這些反應開始在不涉及實際威脅或危險的情況下出現。當我們置身在強烈、長期或是重複的創傷事件時，我們的威脅反應系統可能會出現改變。

研究顯示，患有創傷後壓力症候群的人，有數種生物系統會出現敏感化的現象，包括更容易反應的自主神經系統，以及敏感化的神經內分泌系統（下視丘—腦垂體—腎上腺軸）和基礎可體松水平下降[39]。

在身體生理威脅反應系統中出現的改變，是與創傷相關的症狀，包括：身體過度喚起或喚起不足。過度喚起的症狀包括：焦慮、恐懼、侵入性記憶、觸發反應、無法專注、做噩夢和過度警覺等等。當身體被過度喚起，我們可能會對威脅或危險的徵兆保持警戒，或是很容易就被觸發生存反應。而喚起不足的症狀包括：情緒麻木、社會逃避、嗜睡、疲勞和無精打采，以及解離。當處於喚起不足的狀態，我們的威脅反應系統可能會變得不靈活或是關閉，導致我們忽略了潛在危險的徵兆。許多經歷過長期人際創傷的人，會與自己的身體產生斷裂，所以他們不會再感受到情緒或身體上的痛苦。經常與自己的經驗解離的人，伴隨著痛覺的喪失，往往也會喪失其他身體和情緒的感覺，像是喜悅、歡愉、連結的經驗。經歷過長期或重複創傷的人，往往會產生身體喚起系統失調的狀況，發現自己時而過度敏感、容易被觸發，時而感覺麻木或是和他人脫節——就在這兩種情況之間痛苦地擺盪。

創傷的影響

創傷奪走了受害者的力量與掌控感。

——茱蒂絲・赫曼（Judith Herman），劍橋健康聯盟暴力受害者計畫共同創始人、著有《從創傷到復原：性侵與家暴倖存者的絕望與重生》（*Trauma and Recovery*，左岸文化，二〇一八年）[40]

情緒上的痛苦和對創傷的記憶，在遭受創傷的情況已結束很久之後，依然可以被「儲藏」在身體裡。就如范德寇所描述的，「心靈的傷，身體會記住」[41]。儲存相關的創傷記憶和情緒強度，是適應演化而來的。我們需要記住威脅或危險的情境，才可以避免在未來發生這些狀況。但是，把創傷記憶留在身體裡，在生理上和情緒上，都會對我們造成很大的不適和痛苦。

許多創傷倖存者會經歷到身體內部一場持續的戰鬥。創傷後壓力症候群提供了例證，以說明這種內部的衝突。創傷後壓力症候群有兩類症狀，一種是侵入性症狀，另一種是迴避症狀。當創傷事件的記憶，時而不請自來，時而被某個提醒而觸發，因而侵入到我們的意識時，侵入性症狀就會發生。我們可能會因爲這些侵入性的記憶而感到情緒上以及（或是）生理上的痛苦。在某些情況下，這些入侵可能非常嚴重，以至於我們對於當下的時空產生錯亂，並且感到創傷彷彿再次發生（一種「瞬間重歷其境」的現象）。而當我們竭盡全力試圖推開創傷記憶，避免傷心往事被勾起，試圖讓生活「繼續往前進」時，迴避症狀和侵入性症狀便產生了一種相抗衡的態勢。這種內部的戰鬥，製造出持續的緊張，而且會自我維持不斷循環下去。每當侵入性症狀變得更爲強大，其所製造的痛苦會迫使我們加強防禦，將情緒和記憶推得更遠。而每當迴避症狀變得更爲強大，我們便能夠忽略或忘記這些情緒和記憶一段時間，但是潛藏的情緒和記憶往往也會變得更加強大。與恐懼型反應相似，迴避反而會保存和強化我們試圖逃避的恐懼和焦慮。

最極端的迴避形式是解離。解離是「經驗的區隔化，亦即某個經驗的元素，沒有被整合成完整的一體，而是像被隔離的碎片般儲存起來。[42]」解離是一種處理機制，讓人可以和情緒、認知和身體上的症狀保持距離。當我們正在經歷持續的危險或傷害時，我們便會想辦法和自己分離，以忍受身體或情緒上的痛苦。我們的身體已經變成受傷之地。我們感覺被困在自己裡面或是痛苦的世界裡，而解離可以幫助我們從中解脫。這是一種心理上和情緒上的逃避。

然而，當屏障變得過於僵固，以至於造成碎裂時，解離便會成爲問題。在這些情況下，解離會造成我們跟自己的情緒、身體和思考持續地斷裂，會嚴重擾亂我們記憶的連貫性，並且會讓我們無法建立完整的自我意識。當解離狀況發生，我們可能會有意識地完全不去注意創傷記憶或是附加在上面的痛苦情緒，但是這些痛苦依然會存在身體裡。有人可能會因爲嚴厲地控制自己，而長期感到頸部和背部疼痛。有人則可能在面對衝突時，喉嚨感到窒息難忍。有人則感覺不到身體有任何異狀，因爲她已經完全從潛藏的痛苦中抽離出來。

這些人都可能感覺到他們的身體有如「敵人」。他們認爲身體正在傷害著自己，因爲當他們意識到身體傳來的訊息時，許多訊息都在訴說著傷害。「斷裂」可以保護他們不再聽到這些痛苦的訊息。但是，迴避是要付出代價的。當我們跟身體以及自我產生斷裂時，我們就無法辨識危險的徵兆，這可能會導致更進一步的威脅或傷害。我們無法覺察壓力正在與日俱增，所以不懂得多關心自己一點，也無法解決壓力背後眞正的問題。慢性壓力慢慢磨損我們的身心，使得潛藏的創傷相關問題更加惡化。我們無法與他人眞正地連結，因爲我們跟自己沒有保持聯繫。而到最後，我們會失去了眞正活在當下及與自己連結的幸福。

以瑜伽做爲創傷治療方式

恢復倖存者的力量與掌控感，是幫助他們康復的指導原則。

——茱蒂絲．赫曼㊸

因爲創傷影響了身體的生理機能，也因爲創傷的記憶往往儲存在身體裡，所以這個領域裡的領導者，愈來愈堅持創傷治療必須包含身體㊹。

許多傳統型態的治療仰賴認知療法或「由上而下」的治療方式，但是以瑜伽爲基礎的介入措施，則應用了「由下而上」的方式，借用身體的經驗，做爲進入個人內心生活的入口。身體導向的療法，是基於「我們的大腦可能很狡猾」的假設：因爲有些人有時會進行許多年的談話治療，但卻從來不曾洩漏任何內在經驗的重要樣貌。理智化是一種常用的防衛機制，亦即當我們投入大量時間，想方設法要弄清楚某些事情，卻從來都無法觸及其本質，摸不清頭緒。身體導向的療法，例如：以瑜伽爲基礎的介入措施，會優先考慮在身體層面建立連結，然後再從這個切入點，進一步處理情緒和認知的問題。

以瑜伽爲基礎的方式，運用了一系列姿勢和呼吸的技巧，以建立和自我連結的感覺。練習瑜伽的人，能夠培養出安住於當下的能力，覺察並容忍內在的感覺，並且與身體發展出新的關係。這種以身體爲基礎的練習，接著也會引發連鎖反應，對情緒、心理健康、人際關係，以及個人在這世界上的生活經驗產生影響。

注釋：

①請參閱 W. H. S. Jones、E. T. Withington 和 P. Potter 翻譯編輯的 *Hippocrates*, *Works*（London：Loeb Classical Library/Heinemann，1：283, 1923–1988）。關於希波克拉底理論的大量相關資訊都包涵在這六大冊鉅著中。

②關於當前情緒和心理健康歷史的描述請參閱 T. Brown 的文章「Emotions and Disease in Historical Perspective」，可至 National Library of Medicine 的網站查詢 http：//www.nlm.nih.gov/hmd/emotions/balance.html。

③關於歇斯底里歷史關點的全面概述，請參閱 M.S. Micale 的著作 *Approaching Hysteria：Disease and Its Interpretations*（Princeton NJ：Princeton University Press, 1995）。

④請參閱 J. E. Erichsen 的著作 *On Railway and Other Injuries of the Nervous System*（London：Walton & Maberly, 1866）。

⑤請參閱 J. M. Charcot 的著作 *Leçons sur les maladies du système nerveux faites à la Salpêtriére*（Paris：Bureaux du Progrès Médical, 1887）。

⑥請參閱 C. G. Goetz、M. Bonduelle 和 T. Gelfand 的著作 *Charcot：Constructing Neurology*（New York：Oxford University Press, 1995）。

⑦請參閱 S. Freud 的文章「The Aetiology of Hysteria」（*The Standard Edition of the Complete Psychological Works of Sigmund Freud, Volume III, 1893–1899：Early Psycho-Analytic Publications*, 1896）。

⑧精神發洩技巧跟現今所使用的暴露療法有些類似。這些療法吸引了一些想要「發洩」和「繼續往前」的人。但是就如歐諾．凡德赫特（O. Van der Hart）與保羅．布朗（Paul Brown）在一九九二年的研究報告（請參閱注釋⑨）所指出的，「至少在當代多重人格疾患和其他創傷後症狀的治療師之間都有一個共識——精神發洩本身或光靠精神發洩，並不能治癒患者。許多患者經常會進入部分或完全再次經歷創傷的狀態，而沒有獲得任何解決方案。」

⑨關於佛洛伊德精神發洩的概念，以及其對當今療法相關影響的一些有趣思考，請參閱歐諾．凡德赫特與保羅．布朗的文章「Abreaction Reevaluated」（*Dissociation* 6, no. 2/3：162–180, 1992）。

⑩請參閱 P. Janet 著作 *Les medications psychologiques*（Paris：Felix Alcan, 1919）；新版由 Société Pierre Janet 出版（Paris, 1984）。另有英文版 *Psychological Healing*（NewYork：Arno Press, 1976）。

⑪賈內的理論與當前相關性的回顧，請參閱貝賽爾．范德寇、歐諾．凡德赫特與保羅．布朗的文章「Pierre Janet and the Breakdown of Adaptation in Psychological Trauma」（*American Journal of Psychiatry* 146, no. 12：1530–1540, 1989）。

⑫請參閱注釋⑨。

⑬請參閱 M. Stone 的文章「Shellshock and the Psychologists」，收錄於 *The Anatomy of Madness* vol. 2：242–271（由 W. F. Bynum、R. Porter 和 M. Shepherd 編輯，London：Tavistock, 1985）。

⑭請參閱 A. Kardiner 著作 *The Traumatic Neurosis of War*（New York：Paul Hoeber, 1941）。

⑮請參閱 J. Bremner 的文章「Acute and Chronic Responses to Psychological Trauma：Where Do We Go from Here ?」（*American Journal of Psychiatry* 156：349–351, 1999）。

⑯請參閱 American Psychiatric Association 的出版品 *Diagnostic and Statistical Manual of Mental Disorders*, 3rd ed（Washington DC：American Psychiatric Association, 1980）。

⑰請參閱注釋⑮。

⑱請參閱 A. Eftekhari、L. R. Stines 及 L. A. Zoellner 的文章「Do You Need to Talk about It ? Prolonged Exposure for the Treatment of Chronic PTSD」（*Behavior Analyst Today* 7, no. 1：70–83, 2006）。

⑲請參閱 E. B. Foa、E. A. Hembree 和 B. O. Rothbaum 發表的文章「Prolonged Exposure Therapy for PTSD：Emotional Processing of Traumatic Experiences; Therapist Guide」（發表於 *A Guide to Treatments That Work*，由 P. E. Nathan 和 J. M. Gorman 編輯，New York：Oxford University Press, 2007）。關於暴露療法機制的描述，請參閱 E. B. Foa 和 R. J. McNally 的文章「Mechanisms of Change in Exposure Therapy」（發表於 *Current Controversies in the Anxiety Disorders*：329–343，由 R. M. Rapee 編輯，New York：Guilford Press, 1996）。

⑳請參閱 P. A. Resick 和 M. K. Schnicke 的著作 *Cognitive Processing Therapy for Rape Victims*（London：Sage Publications,

1996）。

㉑由 International Society for Traumatic Stress Studies 發展而來的 Practice Guidelines，和由 E. Foa、T. Keane、M. Friedman 和 J. Cohen 編輯的 *Effective Treatments for PTSD : Practice Guidelines from the International Society for Traumatic Stress Studies*（New York : Guilford Press, 2009），對於這裡所提到的每一種治療方式，包括認知行為治療介入措施，都有全面而深入的評論與優缺點比較。

㉒請參閱 S. Benish、Z. Imel 和 B. Wampold 的文章「The Relative Efficacy of Bona Fide Psychotherapies for Treating Post-traumatic Stress Disorder : A Meta-analysis of Direct Comparisons」（*Clinical Psychology Review* 28 : 746–758, 2008）。

㉓請參閱貝賽爾・范德寇、T. Luxenberg 和 J. Spinazzola 的文章「Complex Trauma and Disorders of Extreme Stress（DESNOS）Diagnosis, Part I : Assessment」（*Directions in Psychiatry* 21 : 373–393）。

㉔請參閱 E. B. Foa、T. Keane 和 M. Friedman 編輯的 *Treatment Guidelines for Post traumatic Stress Disorder*（New York : Guilford Press, 2000）。

㉕C. B. Becker、C. Zayfert 和 E. Anderson 在一九九四年的研究「A Survey of Psychologists' Attitudes towards and Utilization of Exposure Therapy for PTSD」（*Behavior Research and Therapy* 42 : 277–292, 1994），詳細調查了近千名博士級以上的心理學家。他們發現，雖然大部分的臨床心理師都熟悉暴露療法，但只有一小部分人將之運用到臨床治療中。關於使用暴露療法，他們表達了運用上的一些障礙和顧慮，包括：擔心患者藥物濫用和自殺意念會更增強，以及可能退出治療。想獲得更多相關資訊，也可以參閱 J. A. Jaeger、A. Echiverri、L. A. Zoellner、L. Post 和 N. C. Feeny 的研究「Factors Associated with Choice of Exposure Therapy for PTSD」（*International Journal of Behavioral Consultation and Therapy* 5, no. 2 : 294–310, 2009）。

㉖對於創傷後壓力症候群治療結果文獻的可類推性，以下這篇論文有詳盡的實證調查與批判，請參閱貝賽爾・范德寇、J. Spinazzola 和 M. Blaustein 的「Posttraumatic Stress Disorder Treatment Outcome Research : The Study of Unrepresentative Samples」（*Journal of Traumatic Stress* 18, no. 5 : 425–436, 2005）。

㉗同前。

㉘請參閱 M. Cloitre、L. Cohen 和 K. Koenan 的著作 *Treating Survivors of Childhood Abuse : Psychotherapy for the Interrupted Life*（New York : Guilford Press, 2006）。

㉙請參閱 M. M. Linehan 和 L. Dimeff 的文章「Dialectical Behavior Therapy in a Nutshell」（*California Psychologist* 34 : 10–13, 2001）。辯證行為療法更完整的評論，請參閱 M. M. Linehan 的著作 *Skills Training Manual for Treatment of Borderline Personality Disorder*（New York : Guilford Press, 1993）。

㉚關於眼動心身重建法，請參閱 Francine Shapiro 的研究文章「Efficacy of the Eye Movement Desensitization Procedure in the Treatment of Traumatic Memories」（*Journal of Traumatic Stress* 2 : 199–223, 1989），及「Eye Movement Desensitization : A New Treatment for Post-traumatic Stress Disorder」（*Journal of Behavior Therapy and Experimental Psychiatry* 20 : 211–217, 1989），以及「Eye Movement Desensitization and Reprocessing : Basic Principles、Protocols and Procedures」（New York : Guilford Press, 1995）。

㉛關於眼動心身重建法，資源識別和安置的敘述請參閱 Debbie Korn 和 Andrew Leed 的研究文章「Preliminary Evidence of Efficacy for EMDR Resource Development and Installation in the Stabilization Phase of Treatment of Complex Posttraumatic Stress Disorder」（*Journal of Clinical Psychology* 58, no. 12 : 1465–1487, 2002）。

㉜關於治療複雜型創傷兒童的核心元素，以及治療這群人所使用的新治療模式，相關描述請參閱 Cook 等人的文章「Complex Trauma in Children and Adolescents」（*Psychiatric Annals* 35, no. 5 : 390–398, 2005）。在這些模式之中，依附（Attachment）、調節（Regulation）和勝任（Competency）的「ARC 架構」，特別值得注意，如可參考布勞斯坦和堅尼伯格合著的 *Treating Traumatic Stress in Children and Adolescents*（New York : Guilford Press, 2010）；也可參閱布勞斯坦、堅尼伯格、貝賽爾．范德寇和 J. Spinazzola 的文章「Attachment, Self-regulation and Competency : A Comprehensive Framework for Children with Complex Trauma」（*Psychiatric Annals* 35, no. 5 : 424–430, 2005）。

㉝請參閱貝賽爾．范德寇的文章「Clinical Implications of Neuroscience Research in PTSD」（*Annals of the New York*

Academy of Sciences：1–17, 2006）。

㉞請參閱帕特．奧頓和 K. Minton 的文章「Sensorimotor Psychotherapy：One Method for Processing Traumatic Memory」（*Traumatology* 6, no. 3, 2000）。也可參閱帕特．奧頓、K. Minton 和 C. Pain 合著的 *Trauma and the Body*（New York：W. W. Norton, 2006）。

㉟請參閱注釋㉝。

㊱請參閱 M. J. Nijsen、G. Croiset、M. Diamant、R. Stam、D. Delsing、D. de Wied 和 V. M. Wiegant 的文章「Conditioned Fear-Induced Tachycardia in the Rat：Vagal Involvement」（*European Journal of Pharmacology* 350, no. 2–3：211–222, 1998）。在這個研究之中，處於恐懼狀態的老鼠（被關在之前遭受到電擊的籠子裡），顯示出腎上腺素（活化交感神經）和正腎上腺素（活化副交感神經）都增加了，並且表現出僵住不動、心跳過速下降的情形（顯示出副交感神經被活化了）。

㊲Stephen Porges 假設有兩種迷走神經系統，它們在神經解剖學上是不相同的，並且呈現出兩種不同的適應策略：植物型迷走神經（vegetative vagus），主要負責內臟功能被動、反射性的調節。智能迷走神經（smart vagus）則和更主動的調節系統有關，例如：注意力、情緒、溝通。請參閱 S. Porges 的文章「Orienting in a Defensive World：Mammalian Modification of Our Evolutionary Heritage：A Polyvagal Theory」（*Psychophysiology* 32：301–318, 1995）

㊳請參閱 E. D. Abercrombie 和 B. L. Jacobs 的文章「Systemic Naloxone Administration Potentiates Locus Coeruleus Noradrenergic Neuronal Activity under Stressful but Not Non-stressful Conditions」（*Brain Research* 441：362–366, 1998）。也可參閱 B. D. Perry、R. A. Pollard、T. L. Blakley、W. L. Baker 和 D. Vigilante 的文章「Child hood Trauma, the Neurobiology of Adaptation and Use-Dependent Development of the Brain：How States become Traits」（*Infant Mental Health Journal* 16, no. 4： 271–291, 1995）。

㊴胡雅達（Rachel Yehuda）對於創傷後壓力症候群的生理基礎已經做了許多相關研究，特別是著重在壓力賀爾蒙可體松的研究。例如請參閱胡雅達和 A. C.McFarlane 的文章「Conflict between Current Knowledge about Posttraumatic Stress

Disorder and Its Original Conceptual Basi」(*American Journal of Psychiatry* 152, no. 12：1705–1713, 1995)。

㊵請參閱茱蒂絲・赫曼著作《從創傷到復原：性侵與家暴倖存者的絕望與重生》。

㊶請參閱貝賽爾・范德寇的文章「The Body Keeps the Score」(*Harvard Review of Psychiatry* 1：253–265, 1994)。

㊷請參閱歐諾・凡德赫特、貝賽爾・范德寇和 S. Boon 的文章「Treatment of Dissociative Disorders」(收錄於 J. D. Bremner 和 C.R. Marmar 編輯的 *Trauma, Memory, Dissociation*：253–283, Washington DC：American Psychiatric Press, 1998)。

㊸請參閱注釋㊵。

㊹例如，請參閱 M. Sykes Wylie 在 *Psychotherapy Networker* 中發表之關於貝賽爾・范德寇的文章「The Limits of Talk：Bessel van der Kolk Wants to Transform the Treatment of Trauma」(*Psychotherapy Networker* 28, no. 1：30–41, 2004)。而帕特・奧頓以及 Hakomi Institute 等人也擁有類似的觀點，請參閱例如：帕特・奧頓、K. Minton 和 C. Pain 合著的 *Trauma and the Body*(New York：W.W. Norton, 2006)。

3

瑜伽

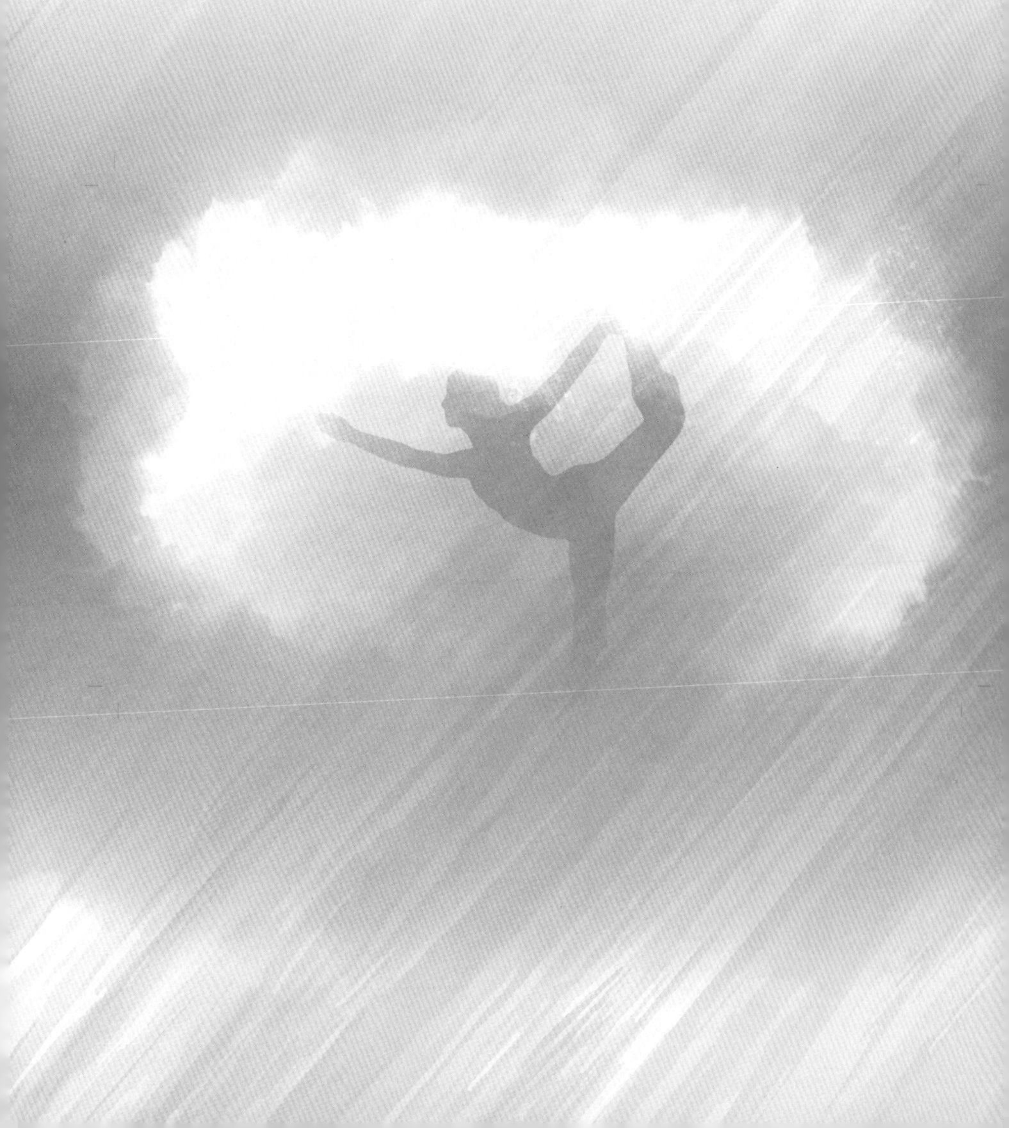

瑜伽的起源

瑜伽是滋養身體和感官的途徑，能鍛鍊心智、啓蒙智慧，讓我們得以在生命的核心、我們的靈魂中獲得休息。

——艾揚格（B. K. S.Iyengar），著名的瑜伽老師，是最早在西方推廣瑜伽的人之一

瑜伽是一種生活方式。它改變了你，也因此改變了你和其他人的關係，並且影響了你周遭的環境。

——芳達・史卡拉維利（Vanda Scaravelli），創新的瑜伽老師，艾揚格的學生
著有《喚醒脊柱》（*Awakening the Spine*，一九九一年）①

概述整個瑜伽的歷史，既不是這本書的範圍，也不是這本書的目的②。取而代之的，隨著我們探索瑜伽的起源和進展，我們將會將重點放在瑜伽哲學的某些面向、原則和做法，那些跟我們核心所關注的最相關內容，也就是如何讓嚴重的心理創傷倖存者，可以利用瑜伽來幫助自己。

五千多年以來，人類持續練習著瑜伽。關於瑜伽，可以回溯到最早期的一些文獻記載，文獻出土的位置，位於現在的巴基斯坦和印度——印度河（Indus）及薩拉斯瓦蒂河（Sarasvati）河谷。這些最早期的文本，被稱爲《吠陀》和《奧義書》，是印度的神聖文學。而在該地區發源的另兩種世界宗教（佛教和耆那教）的冥想練習中，也曾出現瑜伽早期的表現形式。

隨著瑜伽在古印度文明和印度教、佛教、耆那教興盛的背景下發展，以瑜伽士（瑜伽修行者）自居的人，回過頭來借用了這些主要宗教的特點，創造出瑜伽的正統性。瑜伽的修行與哲學，跟這三種主要宗教的教條之間，似乎存在著一種非常有機的、流動的關係。著名的瑜伽士帕坦伽利，便特別從佛教中借用了許多內容，彙編了可能是歷史上最重要的瑜伽教義經典《瑜伽經》（在印度教中，經〔sutra〕指的是格言或眞理的文學作品集，也意味著「將一切事物串聯在一起的繩索」）。《瑜伽經》寫於公元前二世紀，至今依然流傳，同時被視爲是印度教的經文，以及瑜伽哲學與修行的基礎理論[3]。帕坦伽利在《阿斯坦加》（*Ashtanga*）、又被稱之爲《八支（八步驟）瑜伽》的開創性著作中所描述的內容，依然是現代實踐瑜伽生活自律和正念的核心概念。

儘管在瑜伽的歷史中可以找到和宗教之間的明顯關聯，但在隨後的兩千年裡，許多曾經思考、練習、撰寫過有關瑜伽的人，一向都主張瑜伽修行本身，並非附著於某個特定宗教的束縛而發展，而是相當具有彈性，可以融入不同的宗教、靈性的或俗世的傳統裡，且可以隨著時間的轉變，根據不同人群的個人或共同需求和目標來練習。許多人認爲，應該先將瑜伽當作是「對生存的探索」，是對生命意義感到好奇的人所發出的一個邀請，而不是一種宗教。從這個角度來看，瑜伽可以說是由一群非常睿智的人，在深入探究生命存在的主觀經驗（也可能是客觀經驗）之後，所提出的一套想法。雖然早期的瑜伽相關著作，散發著濃厚的儀式和宗教教條氣息，然而瑜伽做爲一種修行方式，之所以能夠流傳幾千年，則是因爲其開闊和包容的特質，可以適應高度不同的文化需求，從古印度到現代的紐約，都可以看到瑜伽的風行。在我們鑽研瑜伽起源的時候，發現這種包容與彈性，正是我們能夠將瑜伽練習修改爲創傷感知瑜伽最重要的特質。雖然瑜伽對許多人來說，代表著許多事情，但是爲了達成這本書的目的，我們並不把瑜伽定位成宗教，而是對生命存在的實際探究。

瑜伽歷史中另一項我們必須面對的重要特質，是其大師傳統。這個傳統源於瑜伽的東方根源，但是擴散到西方之後，奉行瑜伽卻成爲了一種個人崇拜④。在這種大師傳統中最極端的情況下，瑜伽練習者奉命要將自己的意志臣服於大師之下，並且要否認自己的主觀經驗，完全信任老師的命令與偏好。對於我們這些有志於推行創傷感知瑜伽的人來說，這跟我們對瑜伽的期待正好相反；事實上，那似乎更接近創傷的定義，而非根基於自我發現、自我關照的解脫修行。所以，我們排除了這種在過去和現在的瑜伽中都可以找到的大師文化，轉而支持另一種模式；在這種模式中，瑜伽老師在建立架構和安全性的同時，會邀請學生首先要傾聽自己的身體，並且由其自身當下的體驗來引導他們。對於創傷倖存者來說，並不需要大師或教條，才能讓練習變得安全、有效，甚至滋養心靈。

希望經過如此一番分析，可以呈現出來，瑜伽對許多人來說代表著許多事情。瑜伽適用於像我們這樣有志於將其推廣給創傷倖存者使用的人，也同樣適用於那些一心想要運用它來建立精神修行基石的人。我們可以修改瑜伽以符合我們的需求，但依然可以稱之爲瑜伽，因爲這種練習就是靠著它的開闊和適應性，才得以流傳下來。事實上，我們甚至可以說，比起其他一些現代的詮釋，我們特別強調瑜伽是一種自我探究、自我關照的練習，這也許更接近第一代瑜伽修行者的本意。無論如何，儘管歷經各種不同詮釋，瑜伽依然屹立不搖。宗教修行者可以對瑜伽提出主張，同樣的，業餘的練習者也可以。想要尋找高人指點的人，可以尋師訪道；而傾向自我引導的人，則可以在自己的客廳裡，私底下練習瑜伽，並且感到相同的愉快滿足。

在對瑜伽做了各種描述之後，我們可以得出一個合理的結論——瑜伽歸根究柢是一種或一組練習，適合每一位練習者身心靈的需求。雖然有爲數眾多的老師，倡導著各式各樣的瑜伽練習，但到最後，每個人都可以找到最合適的瑜伽練習，而且是只適合其個人的瑜伽。在創傷感知瑜伽的情境之下，這是思考瑜伽很有用的一種方式，目的不在於限制或規定體驗的方式，而是在於學習如何與身體同在並與之互動，如此一來，我們便能夠明白，什麼才最適合自己。

儘管在創傷感知瑜伽的課程裡，爲了安全起見，老師要遵守按部就班的原則、提供簡明扼要的指導，這些都很重要；但是，對學生來說，至少同等重要的是，要讓他們能夠自在地引領和指導自己的體驗。這可能意味著，如果某件事情讓學生們感到痛苦或不舒服，不論任何理由，他們得學會停止做這件事情。這可能意味著，要懂得向老師請求協助。這也可能意味著，如果有人被某些思緒或感覺逼得快要招架不住時，可以離開教室去走一走。在創傷感知瑜伽的情境下，我們要學會包容、肯定學生爲追求自己的幸福所做出的任何選擇——這本書最主要的內容，都是在探討如何可以做到這一點，我們將從練習者、瑜伽老師和臨床心理師的角度來思考這個問題。

瑜伽在西方

> 瑜伽是一種面貌非常多元的現象，正因爲如此，很難對它做出定義，因爲每一種可以想像得到的原則，都有例外可循。
>
> ——喬治．福爾斯坦（Georg Feuerstein）博士，著有《瑜伽傳統》（*The Yoga Tradition*，一九九八年），也是協助將瑜伽練習引介給西方民眾的重要人物。

因爲創傷感知瑜伽是從美國發展起來的，所以稍微了解一下此背景是很重要的。我們現在就具體來看看，瑜伽練習在現今的西方世界，是一番什麼風貌。

根據二〇〇八年發表在《瑜伽雜誌》的「瑜伽在美國」研究文章，美國人一年花了五十七億美元在瑜伽課程和用品上面，包括了：配備、服裝、假期和媒體刊物（光碟、影音頻道、書籍和雜誌）⑤。在同一項研究裡也指出，有一千五百八十萬美國人在練習瑜伽，而且另外還有一千八百三十萬人對瑜伽感到「非常有興趣」。

在美國主要的城市裡，任何一位有興趣練習瑜伽的人，大概都不需要跑太遠。只要上網快速搜尋一下，就可以很容易在附近找到瑜伽教室、社區中心或是健身俱樂部，提供各式各樣的瑜伽課程。在大多數的情形下，所有課程都會有些相似的特點，會運用到一些姿勢和呼吸調息的練習。然而，在網路搜尋時，好奇的人也會注意到，有許多風格不同的瑜伽可供選擇，其中最流行的包括：流動瑜伽（Vinyasa）、強力瑜伽（Power）、艾揚格瑜伽（Iyengar）、熱瑜伽（Bikram）等數十種。雖然這些瑜伽全都強調身體的練習與呼吸的專注，每一種類型都還是會以此微不同的方式來呈現瑜伽。例如：有些風格會比較著重在姿勢的正確，有些則會專注在動作與呼吸的同步。

為了幫助讀者了解為什麼瑜伽需要針對創傷倖存者進行修改，就讓我們來仔細探討一下，在美國一般城市中最流行的瑜伽類型。儘管這樣做的時候，免不了會根據我們自己的經驗得出一些概括性的結論，不過規則之外總有一些例外。此外，當在探討瑜伽流行類別的主要特質時，我們也會指出，創傷倖存者會在該類型瑜伽中的什麼地方遭遇到重大挑戰，好更進一步檢視我們為何以及如何修改瑜伽，以成為創傷感知瑜伽。

熱瑜伽⑥和大部分的強力瑜伽⑦課程大多都是在攝氏三十七度以上的高溫下教學。你才剛剛踏進教室，就會流得滿身大汗。這會影響到練習者在課堂上的穿著——穿得很少！男人通常打著赤膊，不然就是有一大堆人穿著彈性纖維緊身衣或是坦克背心。到處都是汗流浹背的景象，空間的分配可能會很擁擠，讓人感到不舒服，這取決於教室裡有多少人。

隨著這些身體的活動，熱瑜伽和強力瑜伽的老師，在課堂上往往會使用某種特定的語言。

強力瑜伽的老師會強調：「再撐久一點」、「再推遠一點」或是「再深入一點」。配合著這個概念，可以有一整套的使用語言，但是對我們來說最重要的一點是，學生似乎被引導著要將自己的身體逼到極限，而非仔細地傾聽身體。

在熱瑜伽的課程裡，使用的語言和進行的順序，幾乎都是事先安排好的。如果學生不依照教練指示動作，可能會被公開糾正，有學生曾經告訴我們，這種感覺好像是遭到斥責或辱罵。而關於如何做出一個動作，教練通常會給予非常具體的指導，也因此，在熱瑜伽課程教練所使用的語言指導之下，自我探索的空間幾乎微乎其微。

以上所描述的瑜伽風格，有一些特質是新生在走進教室之前不得而知的，但是卻跟他們在教室裡的體驗大有關係。我們知道，創傷經驗通常牽涉到被逼迫、被強制或被勉強——某個擁有權力的人或事物，企圖剝奪一個人對自己身體的控制。許多創傷倖存者都曾經歷過身體的無助感，他們對於自己是否可能再次找回掌控感，或是用正面的態度感受自己的身體，往往都持有很深的保留——在以上的瑜伽課程中所描述的狀態，很容易就會落入這種模式；而對於受過創傷的人來說，則有可能會增強他們的無助感和無用感。

當某人用權威的口吻說：「再撐久一點。」但是你卻感到這樣做很不舒服，甚至很痛苦的時候，會發生什麼情況呢？許多在創傷中心跟我們合作過的人曾經形容，這是一種很痛苦的兩難。他們通常表示還沒有準備好聽從自己的身體，所以最後還是會遵照老師的指示，結果多少傷害了自己。

這正是我們在創傷感知瑜伽課程，以及將瑜伽策略融入治療時，想竭力避免的狀況。所以很明顯地，我們會將優先順序轉移到幫助學生學習傾聽自己的身體，並且做出照顧好自己的選擇。

另一種在西方非常風行的瑜伽類型是艾揚格瑜伽⑧，是以創始人的名字艾揚格（B. K. S Iyengar）來命名的。艾揚格瑜伽非常目標導向，並且強調「正位」。由於它非常著重在正位，看起來似乎比較像是從外部強加其上，而非指導學生信賴內在的視野。許多教導艾揚格瑜伽的老師會使用各式各樣的輔具，包括在某些情況下，使用一整面牆的瑜伽繩和橡皮繩。我們的一些學生曾經經歷過被綁住或身體被某種方式束縛住的創傷經驗，對他們來說，瑜伽繩並非有益的瑜伽輔具，而是一種酷刑裝置。因爲有勇敢的學生向我們反應，所以創傷中心從此不再使用瑜伽繩。即便我們很清楚使用瑜伽繩的潛在好處，但相對於讓我們的學生在教室裡感到安全來說，那根本微不足道。

對創傷倖存者來說，像艾揚格這種重度訓練的瑜伽，還有進一步的挑戰，就是學生被指示（而非詢問）要去使用好幾種輔具，以做出正確的姿勢；而這可能傳達出一種訊息，亦即一個人身體上的體驗，需要靠外部的東西來媒介，才能正確無誤。雖然使用輔具可以是非常有趣有用的嘗試，如果是自我引導的話；但是若介紹輔具的技巧不純熟，則可能會強化「身體是個需要被糾正的問題」的感覺。在創傷復原的過程中，就可能會成爲有害的訊息，因爲療癒需要大量依靠對自己原有身體的信賴、接受與欣賞。

最後，來談談流動瑜伽⑨。流動瑜伽課程傾向強調姿勢之間的移動，有可能進行地非常快速，取決於實際上課的老師。在流動瑜伽課程中很容易感到迷失，會覺得一下子就跟不上動作，也會覺得有必要盡快趕上，才能「將它做對」。跟不上教練和其他的學生，會強化失敗和無能的感覺，導致徹底放棄，以免再度受辱。在創傷中心，也有學生告訴我們，流動瑜伽課程實際上提供了一個解離的機會，因爲它的節奏如此輕快，他們會完全進入「忘我」的境界，有時在課程結束的時候，他們會忘了身在何處、在做什麼。透過創傷感知瑜伽，我們希望幫助學生在練習的整個過程中都保持正念，這樣他們才能建立情感調節的技巧。這需要找到一種不會太快、也不會太慢的速度，讓他們可以安全地注意到自己身在何處，同時以安全有效的方式，體驗呼吸和移動。

課程的風格深刻影響了上課的經驗，因此當我們在研究創傷感知瑜伽時，必須去考量哪些特質是有益的，哪些會讓人分心或是有害、危險的。而對每一種瑜伽課程來說，另一個很重要的變數，就是老師本身；在這方面，要考量的互動關鍵是老師是否會提供身體上的協助。也就是說，老師有多大的可能，會用身體來調整學生的動作？就我們的觀察，西方的瑜伽老師一般都過度使用了身體的協助。有些老師懂得先徵求學生同意，但是有許多老師，因爲考量到時間和其他的因素，會直接把手放在學生身上，而學生甚至都還沒覺察到老師正在靠近。

從退伍軍人到被性虐待的倖存者，對於許多創傷倖存者而言，有人突然把手放在他們身上，而且是在沒有徵求同意的情況下，絕對會是一場災難。試想一下這個常見的例子。許多人曾經告訴我，當他們在瑜伽課裡練習例如下犬式（請想像倒V字型的畫面）的動作時，老師從後面走過來，將他的手放在學生的肩胛骨之間，並且往下壓。雖然也許是出自於好意，但是可能會產生嚴重的觸發效應，導致學生瞬間重歷其境或是解離，這堂課於是就成了這名學生的最後一堂瑜伽課了。本書在稍後還會再回到身體協助的主題，包括對於提供協助的一些建議。

很明顯地，我們認爲對創傷倖存者所帶來的重大挑戰，並沒有影響到瑜伽在西方世界的全面成功。隨著瑜伽發展成數十億美元的產業，瑜伽也已經成爲大眾心靈的一部分，從披頭四、瑪丹娜，到電視影集《欲望城市》以及更多地方，瑜伽遍佈在西方文化之中。許多人發現標準瑜伽課程非常有趣、實用。儘管如此，本書特別關注的依然是創傷倖存者，我們認爲提供給一般「消費者」的那些最流行的瑜伽類型，因爲某些特質，使得創傷倖存者無法同樣享受到瑜伽所能提供的潛在好處。對許多創傷倖存者來說，瑜伽已經成為另一個失敗、失望和痛苦的溫床⑩。

在接下來的章節，會介紹我們對瑜伽課程所做的一些重要修改，好讓其可以成為創傷感知瑜伽。我們會特別為倖存者提供一些建議以及在家做的練習。再稍後的章節，則是寫給那些希望將瑜伽基本元素介紹到診間或是周邊環境（在學校、醫院、難民營、社區中心和其他類似的地方提供團體治療）的臨床心理師，以及有興趣開辦創傷感知瑜伽課程的瑜伽老師。我們雖然用這種方式把訊息分門別類，但希望每一個章節對任何人都是有用的，尤其是創傷倖存者，以及想要了解為什麼我們認為要把瑜伽變成創傷感知瑜伽時，某些修改是明顯且必要的人。

注釋：

①請參閱 V. Scaravelli 的著作 *Awaking the Spine : The Stress-Free New Yoga That Works with the Body to Restore Health、Vitality, and Energy*（New York : Harper One, 1991）。

②有關於瑜伽歷史的詳細探索，請參閱喬治・福爾斯坦（Georg Feuerstein）的著作 *The Yoga Tradition*（Prescott AZ :

Hohm Press, 1998）。

③請參閱由喬治·福爾斯坦所翻譯之帕坦伽利的著作 *The Yoga-Sutra of Patanjali : A New Translation and Commentary*（Rochester VT ∶ Inner Traditions, 1989）。

④關於大師傳統可能被人為操縱並且造成隨之而來的人際傷害，詳細的檢視可以參考 G. Falk 著作 *Stripping the Gurus : Sex、Violence、Abuse and Enlightenment*（Toronto : Million Monkeys Press, 2009）。還值得一提的是，任何一種制度，如果是環繞著不容置疑的深刻信仰與強勢且令人信服的領導人，而且對於領導人的權力行使缺乏有效的監督和規範，都可能會導致權力被濫用。例如：在二十世紀末期，天主教會內被揭發的性虐事件。雖然大師傳統本身，並非總是明白地以「師父」和「弟子」這樣的稱謂相稱，但是類似的權力互動通常很明顯。另外一個重要的相關問題，是圍繞著許多西方瑜伽老師的「個人崇拜」，以及當個人主宰了「瑜伽市場」的某個部分時，對於瑜伽練習的純正與動機可能產生潛在威脅。因此，鼓勵讀者在選擇瑜伽學校時，要仔細做好研究功課，就像是在選擇治療中心和心理治療師一樣小心。

⑤《瑜伽雜誌》經常針對瑜伽市場進行調查，檢視瑜伽產業的某些層面。過去幾年來的調查結果可以在平面媒體和線上搜尋。

⑥Bikram 瑜伽，通常稱為熱瑜伽，是由 Bikram Choudhury 所發展出來，流行於一九七〇年代。更多相關資訊可以在這個網站找到 http : //www.bikramyoga.com。

⑦強力瑜伽是一種適應西方特色所發展出來的瑜伽，著重在力量與靈活度；它也是一種流動形式的瑜伽，許多西方學員將之當作運動和健身練習。

⑧更多有關於艾揚格瑜伽的訊息，可以在艾揚格的網站找到，請上 http : //www.bksiyengar.com。

⑨Vinyasa 風格的瑜伽是西方最常見的瑜伽練習，強調姿勢或體位與呼吸之間的聯繫，有時被稱為「流動瑜伽」。

⑩我們的目的不在於譴責西方流行的瑜伽形式，也並非暗示創傷倖存者來到公開的瑜伽教室就無法獲得完善的治療體驗，而是想強調在任何公開練習瑜伽的地方，都可能出現許多潛在的缺點，目的是為了幫助讀者在整個過程中稍加謹慎，做出適合自己的選擇。

4

創傷感知瑜伽

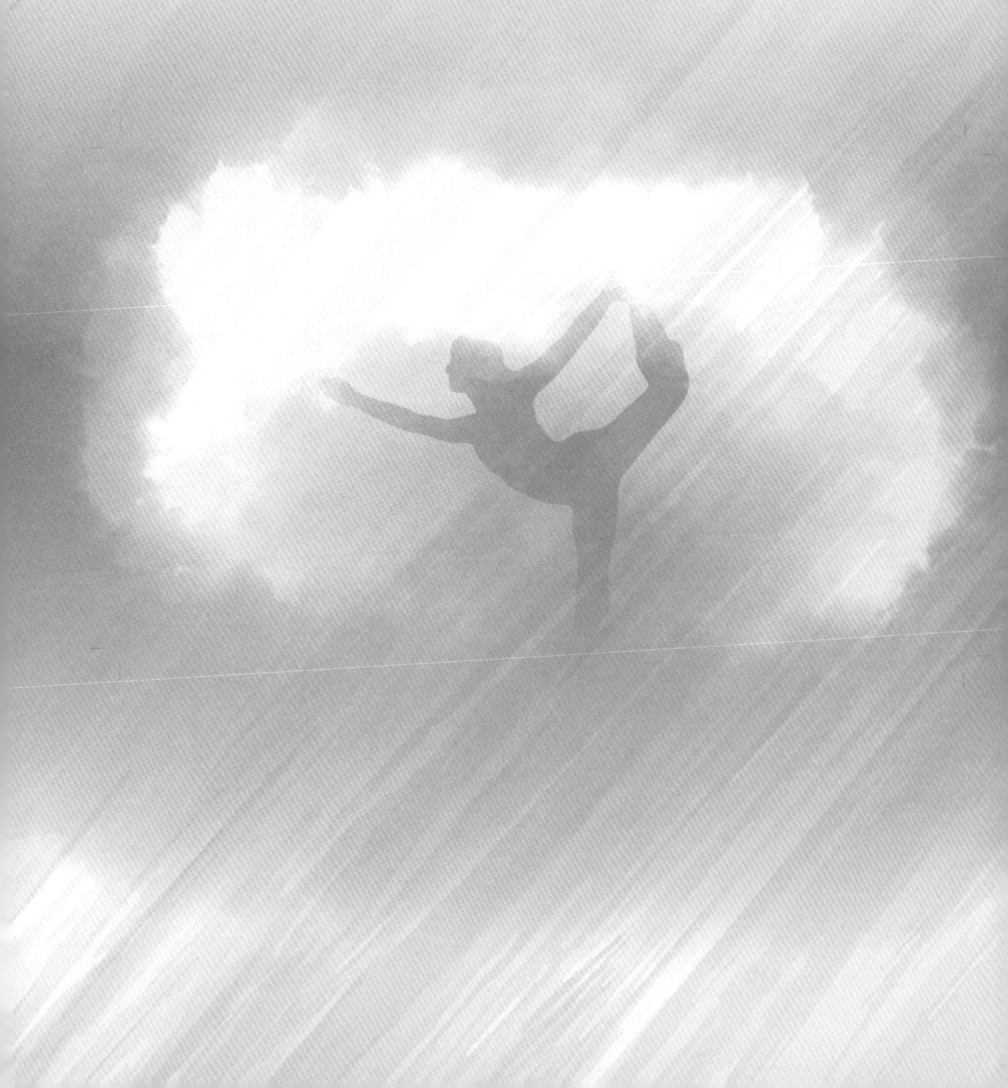

創傷感知瑜伽的需求

近年來，一批新興的研究文獻已經開始證明，在進行創傷暴露治療（較傳統的談話療法）之前，先協助病人處理當前解離、情感調節的問題，並且改善與自己和與他人的關係是非常重要的。

——貝賽爾．范德寇醫師

我不認爲創傷後壓力症候群是需要被處理、被壓抑或被調整的病症，而是自然過程出問題的結果。治療創傷需要有直接的經驗，這種直接的經驗要來自於活生生的、有感覺的、有知覺的生命體。

——彼得．列文博士

練習瑜伽只需要我們做出動作，並且全神貫注在我們的動作之中。

——德悉卡恰（T. K. V Desikachar），深具影響力的瑜伽老師，著有《瑜伽之心》（*The Heart of Yoga*，一九九五年）

從大腦裡化學和解剖構造上的變化，到身體生理系統的改變，再到創傷倖存者的主觀經驗，創傷對整個生命體有深遠且長期的影響①。我們認爲治療創傷需要將一個人視爲整體，並且同樣徹底地去處理創傷對一個人的各種廣泛影響。治療也必須考量到創傷後遺症的強度，採取相對具有耐心、同理心和溫和的適當措施。如果我們想要幫助受創者從人性受到陰險侵犯的創傷中復原，就必須提供一系列的工具來協助他們完成這項任務。在創傷中心，我們正嘗試了解瑜伽如何能夠成爲一項特別有效的工具，以幫助創傷倖存者走向往往非常漫長且複雜的復原之路。

瑜伽要有效，就必須透過練習，但這可能會帶來挑戰。很明顯地，對於許多創傷倖存者來說，身體在最好的情況下，是與自我產生斷裂；而在最糟糕的情況下，則會成爲一個反覆無常、危險的地方。然而，瑜伽基本上是以身體爲基礎的活動，我們因此陷入了僵局：當身體已經變成敵人時，我們如何讓這種以身體爲基礎的活動，變得可行，而且可以忍受？

在創傷中心的瑜伽課程中，我們投入大量的時間來探索這個問題。在我們所教授的每一堂課程裡，都看得到勇敢的男女，拚命地想要治癒自己，卻又明顯地感到坐立不安，甚至光是待在那裡就難以忍受。每一個生硬的動作，都傳達了這種深刻的掙扎——我明白身體是我的敵人，但現在為了讓我可以安穩地度過一生，我必須想辦法和我的身體做朋友。

如果你是提供瑜伽課程給創傷倖存者的瑜伽老師，請你暫停一下，並且體會看看，對你的學生來說，光是出現在這個房間裡，就有多勇敢。如果你是臨床心理師，不妨在診間提供一些溫和的瑜伽練習，你應該知道，對你的病患來說，試著用溫和、專注的方式移動和呼吸，是多麼英勇的行為。如果你是創傷倖存者，第一次（或是第一百次！）嘗試瑜伽，而那似乎比你想像中的還要困難許多，你也不需要感到孤單。請花點時間想想凱特的故事，也許可以幫助我們了解，對於創傷倖存者而言，一堂典型的瑜伽課，可能是什麼樣子。

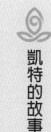

凱特的故事

凱特（過去幾年來，我們幾位學生的混合體）是一位創傷倖存者，童年就遭到家人長期的性虐待。她聽說了當地的一家瑜伽工作坊，對此感到很好奇——雖然很害怕，但也很好奇。在瀏覽了這家瑜伽工作坊的網站好幾個月、記住每周的課程表和每位老師的履歷自傳之後，她挑選了一位自認為最適合她的老師，並且在日曆上的星期五下午寫著：「瑜伽課，下午四點。」

凱特一個人住，但是她有一位長期的治療師。她曾和治療師討論過想上瑜伽課，但是並沒有討論到在整個決策過程之中，她的內心是如何深陷糾結。因為她不知如何提起。她年紀尚輕，身體自然很健康，但是自從高中上過一學期災難性的排球課之後，她就從來沒嘗試過任何團體運動或活動。

星期五的下午來臨，帶著全部的青春活力（即使所剩無幾），她在三點四十分時出現在瑜伽工作坊。在某些圈子裡（就以創傷感知治療師和瑜伽老師這兩個圈子來說），這可能會被認為是個奇蹟。我們知道，要來到一個像這樣的公開場所，承認自己身體存在的事實，對凱特來說有多麼困難！在大學裡，她可以完成一項接著另一項的任務，心無旁騖地找出問題的合理解決方案；或是在實驗室裡，她可以成為她領域中最被看好的年輕科學家之一。在這些環境之中，她只是一顆大腦，一顆高度運轉的大腦，而這讓她感到很自在。她沒有身體；她不是一個完整的人。

當她進入瑜伽工作坊，一位年紀跟她差不多的年輕小姐在櫃台向她問候。「歡迎光臨。」她面帶笑容親切地說（很好！）。凱特繳了學費，然後被帶去上課的地方。「鞋子請放這裡；更衣室在那邊。」（很好！）凱特注意到，瑜伽教室裡點著香，這讓她身體感到不適。她看到教室的一面牆上掛著瑜伽繩和瑜伽帶，這讓她感到非常不舒服。櫃檯小姐還說了一些其他的事情，但凱特沒留意，接著是一些有關於要告訴老師是否有任何需要特別注意的身體傷害（這是什麼東西？傷害？要從何說起呢？）凱特說：「沒有。」然後便準備好去上課。她特意挑選了六十分鐘一堂的課程，而不是更長的課程，就是為了可以「放手一搏！」。她把瑜伽墊鋪在接近門口的地方，因為她覺得，距離門口只有咫尺之遙是非常重要的。

課程開始，接下來的一個小時則變得很漫長。發生了許多事情，但實際上只有兩件事情「發生」。第一件事情是在十分鐘之內，那位老師（跟櫃台的年輕小姐屬於同一個類型），在練習嬰兒式（Child Pose）的姿勢期間，來到凱特的身後，將她的手輕輕地放在凱特的肩胛骨之間。凱特的前額貼在地板上，而當老師的手放在她身上的那一剎那，她無法將頭抬起。她當然知道只不過維持了一秒鐘左右，但感覺卻像是永遠。老師曾經說過「嬰兒式」是一個「安全」的地方，但是對凱特來說，再也不安全了。

在稍後的某個時刻（也許是幾分鐘之後、也許是……天曉得是多久之後？）她聽到老師說：「也許我們應該去做令我們恐懼的事情。」這些話或許是用其他的某種形式說出來，但形式並不太重要，凱特聽到的就是這樣的指示，「也許我們應該去做令我們恐懼的事情。」老師說這句話的時候，面帶微笑、態度輕鬆，但是對凱特來說，眼前有的只是一片黑暗，是幾乎無法抑制的憤怒，是突然間被控制住而無法思考，但是接著感覺到……害怕，以及難以置信的、強烈的孤獨。時間感已經消失。凱特終於意識到，正在發生的事情就彷彿解離症狀，一種對她來說很熟悉的經驗，但是仍然會讓她感到害怕和失控。曾經有許多次，她在某個男人的臥室裡醒來，想不起來她最後怎麼會淪落到這裡——現在的經驗感覺很類似。

在這個例子裡，凱特的確知道門在哪裡，而且她離開了。她收拾好東西，在還沒有任何人來得及跟她開口說話之前，便離開了。老師或許以為她只是離開去上個廁所或是喝口水，但是她其實是一去不回了。在工作坊外面，她打了電話給她的治療師。

凱特的故事非常典型。如今，瑜伽在任何主要的大都會地區（以及其他地方）都隨處可見，而練習瑜伽保證可以幫助我們和自己的身體建立友善溫和的關係，也已經成爲瑜伽思想中的一部分。練習瑜伽保證帶來身心的平和，但是在一堂典型瑜伽課所發生的事情中，有許多對某些創傷倖存者來說，可能是毀滅性的。

在著手建立創傷中心的瑜伽課程時，我們覺得有種方法可以讓創傷倖存者的瑜伽體驗，變得較為安全一點。我們希望像凱特這樣的人，可以發現對瑜伽的興趣，並且有個安全的地方，可以在那裡透過瑜伽練習，眞正開始和自己的身體做朋友。

在開始之前，有一些關於創傷感知瑜伽的大略說明。創傷感知瑜伽是身體導向的（生理的），而且是務實的，但是並不排斥靈性上的需求；它是以技巧為基礎的，但是並非冰冷或無趣的；它是有結構的，但是強調選擇。改變我們與自己的關係是個緩慢的過程，需要耐心和不斷地重複練習。創傷感知瑜伽提供了一種結構化的方法，有助於促進我們內在的安全感、個人的力量和選擇，以培養我們自我覺察和自我調節的能力②。

創傷感知瑜伽的關鍵主題

我們已經為創傷感知瑜伽確認了四個特別重要的主題：體驗當下、做出選擇、採取有效的行動、創造節奏。

這些主題是由瑜伽老師和臨床心理師共同發展出來的，所以我們認爲它們是臨床知情的。舉個例子，創傷中心創辦人兼醫療主任范德寇，經常將創傷比做是「一種無法被呈現出來的疾病」，這種特質促使我們勾勒出四個主題中的第一個。瑜伽老師可以環繞著單一主題來建構一整堂課或是一整門課程。或者也可以將創傷感知的練習整合起來，在一堂課之中觸及到四個主題中的每一個；我們在協助創傷倖存者的時候，最常使用的就是這種方法。這四個主題很自然地會融合在一起，而瑜伽老師將會找到自己的創傷感知語言，來幫助他們加強或釐清上課的內容，以適合他們特有的學生。

體驗當下

我想要引入瑜伽的原因有很多。首先，由於過去的創傷，有好多孩子跟自己的身體非常的疏離，也完全不了解自己的身體。透過瑜伽裡的調節技巧練習，這些孩子被引導著去解讀身體的線索，了解身體的反應。當他們與自己的身體很疏離的時候，要這麼做是很困難的。此外，他們大多數的生活節奏非常快速，包括我們提供的其他身體活動。瑜伽提供了一種方式，可以讓人慢慢建立起自己的力量，而這正是我們的核心任務之一。

——爲年輕人提供創傷感知瑜伽的臨床心理師

試想一下范德寇醫師所說過的這些話：「創傷後壓力症候群的治療目標，在於幫助人們活在當下，不再根據過去不相關的要求來感覺或行動。③」在這本書裡面，我們已經思索過，爲什麼有些創傷倖存者對於活在當下可能會有很大的困難（「活在當下」本身也許就是個很熟悉但也很模糊的概念）。我們可以這樣說，由於身體求生系統自然運作的結果，許多創傷倖存者基本上會針對創傷來反應，而非針對當下發生的事情。簡單來說，想像有一位從戰場上退伍的老兵正在餐廳吃晚餐，而外頭有一輛汽車引擎失火。當汽車引擎失火的時候，這位戰場老兵的身心早已不在波士頓南端一家安全的小酒館裡吃晚餐，而是重回到戰場上，面對著砲火的攻擊。突然之間，他面臨了生死交關的考驗④。讀者也許可以想像出其他類似的情景，會將創傷倖存者從當下（實際上正在發生的事情）抽離出去，並且將他們丟進過去的創傷事件之中，依據過去的創傷事件來感覺和行動。這是非常痛苦的生活方式。活在當下意味著要改變方向，要從過去的創傷轉移到當下；然而就這樣「放鬆警戒」，可能會讓許多創傷倖存者感到害怕。大部分的創傷感知臨床心理師，會與患者嘗試各種策略和技巧，以幫助他們活在當下。於此情形下，我們認爲瑜伽會是一種無可取代的做法，幫助我們從身體上活在當下。就讓我們來看看一個發生在創傷中心的例子，是一個看似很簡單、以瑜伽爲基礎的當下體驗。

呼吸的覺察

在上了兩堂瑜伽課之後，凱西告訴她的治療師，她第一次可以覺察到自己的呼吸。她領悟到，當她屏住呼吸，會感到更加焦慮；而當她更充分地呼吸時，她的身體則開始放鬆。她帶著微笑談起了這件事情。經過了幾十年的治療，凱西從來沒有提起她沒有覺察到自己的呼吸。現在，不僅是她的治療師，特別是連凱西自己都知道了：(1)她以前都沒有覺察到自己的呼吸，以及(2)她現在可以透過覺察呼吸，在當下注意到自己的身體，這開啟了一個治療的新途徑。她能夠在自己身體的感覺和情緒之間建立起連結。這種正念的練習同時也提供了凱西安全、正向、以身體為基礎的當下體驗。

如果凱西已經找到了體驗當下的方法，她可以和治療師一起練習，也可以和瑜伽老師一起練習或是自己練習；她可能已經找到了方法，在她最需要的時候（也就是當觸發情形發生，她不由自主地被捲進和過去的牽扯時），能夠幫助她安住於當下。我們傾向於相信，像「覺察呼吸」這麼簡單的練習，是眞實的當下體驗，對於處理解離症狀會是非常有用的工具。更深一層來看，凱西所觀察到的事情，其潛在意義不容忽視，那是邁向身體的覺醒和調節的基礎步驟。許多和我們合作過的人，在身體上的解離甚深。瑜伽老師和臨床心理師可以利用身體的線索，幫助倖存者連結到當下的體驗。例如在山式的姿勢中，老師也許可以請學生把腳平放在地板上，然後花點時間體驗一下腳踏在地板上的感覺。我們用過的一個很有幫助的指示如下：「也許你可以做些事情幫助你體驗腳踏在地板上的感覺，像是動一動你的腳趾頭，或是輕輕地拍拍你的腳跟。」

我們認爲當下的體驗是生理上的，而且是以身體爲基礎的，而非心智上或理論上的。我們希望可以在創傷感知瑜伽課程裡，盡可能提供給學生這樣的經驗，所以他們可以開始體驗「活在當下」是怎麼一回事。有些和我們合作過的人，身體上的解離甚深。法蘭克是一名五十幾歲的男子，他談到了在創傷中心瑜伽課程裡的當下體驗。透過這門課程，他才開始意識到，他一直過著與自己的身體感覺完全切斷的生活。

法蘭克的故事

法蘭克在創傷中心上第一堂瑜伽課的時候，老師邀請班上學生嘗試坐式抬腿的動作。這個練習牽涉到：坐在一張椅子上，以舒適的方式將身體打直，然後一次伸展一條腿（如果你有興趣，不妨也來試試看）。經過了幾分鐘觀察抬腿、保持姿勢不動、呼吸和回到原本坐姿之後，老師問學生：「你注意到了什麼？」法蘭克回答說，除非他盯著看，否則他不知道他正在抬起自己的腿。這對老師和法蘭克來說，真是重大的發現。因為創傷後壓力症候群的關係，法蘭克已經接受治療了二十多年，但是他從來都沒有被詢問到有關於身體的感覺：你有覺察到自己的身體嗎？你可以感覺到自己的移動嗎？你會感到與身體上的自我脫節嗎？法蘭克和他的治療師從來沒想過，對法蘭克來說，檢視他和自己身體的基本關係可能是很重要的。

持平來說，傳統的治療方式並不傾向這類型的探究。傳統的療法更傾向於談論有關於事件、想法和感覺，而非實際地體驗當下的運動，以及在運動中的感覺。法蘭克多年來一直**談論**著他的經驗，但是卻從來不曾**體驗**過對當下的覺察。他意識到，他實際上一直把這種談話當作是跟自己經驗切斷的方式，而不只是以斷斷續續的方式反覆述說著他的故事。

就如同我們在這本書裡面看到的，近年來，傳統的治療模式已經有愈來愈多的轉變，現今有許多創傷知情的臨床心理師會與患者合作，從身體層面進行治療。臨床心理師和病患會在診間裡到處走動，並且觀察當下此刻，有什麼被注意到，有什麼被感覺到。對法蘭克來說，瑜伽課裡簡單的抬腿練習，提供了此類型探究的第一個機會。

接下來的步驟，在這個過程裡同等重要。瑜伽老師要求法蘭克在把腿抬起來的時候，一邊看著他的腿，同時還要他在把腿抬起來和放下的時候，將一隻手放在這隻大腿上面。老師要學生注意一下，當他們在大腿上施加點壓力，會感覺到有什麼不一樣；法蘭克發現，他可以感覺到他的四頭肌（大腿頂部的大塊肌肉）變緊了。法蘭克將這個經驗和他的治療師分享，他還練習了在把腿抬起和放下時，看著它，並且同時將手放在四頭肌上面。他和治療師一起合作，注意在這個當下的體驗裡，他所經歷到的身體感覺和情緒。對法蘭克來說，這是一種很成功的方式，幫助他開始重新連結到自己內在的感覺，或感覺到自己的身體。經過了一段時間，他很驚訝地發現，他可以不用看著自己的大腿，就可以感覺到它們的移動。

法蘭克的故事引起了很多討論。這個經驗爲法蘭克帶來了什麼？現在法蘭克已經有一個方法可以和他腿部裡的肌肉互動，這會如何改變他和自己身體的關係？這會如何影響他療癒的過程？當我們在嘗試以瑜伽為基礎的介入措施時，對於倖存者、臨床心理師和瑜伽老師來說，這些都是非常好的問題，可以彼此請問對方以及問自己。這些問題貫穿著整本書，也是本書的核心。

做出選擇

創傷是一種別無選擇的經驗。不管你是在戰鬥中受到攻擊的士兵，還是生活在家暴家庭中的兒童，或是在街上落單時遭到侵犯的女性，對於發生在你身上的事情，你的選擇顯得無足輕重。這種毫無選擇餘地的感覺，在創傷倖存者之中是很常見的共同點，將那些被困在激流裡的人、受到家中伴侶虐待的女人、面對敵人槍林彈雨的海軍陸戰隊士兵，以及被霸凌的孩子，全都相繫在一起。可怕的事情發生了，嚴重損傷了我們在這個世界的主體感。有些事情的發生，讓我們有充分的理由去懷疑，對於在這世界上發生在我們身上的事情，我們還能有任何的掌控權嗎？恐懼和無助感會讓人無法積極地參與自己的生活。我們認為創傷療癒過程的一部分，應該包括讓人重新獲得主體感和掌控感。不管是提供給強暴倖存者的模擬犯案防身術課程⑤，或是提供給退伍軍人的重返越南平民之旅，都有機會讓他們針對如何因應創傷相關症狀，以及如何發展出被賦予權力的感覺，而做出選擇。

我們認爲瑜伽因爲相似的原因，也可以很有幫助，但是瑜伽還可以發揮其他的效果。創傷的特點除了「毫無選擇餘地」，還包括了遭受到極端的暴力，例如：戰爭、強暴、家暴、車禍，以及因爲童年長期受到忽略、缺乏安全的愛與感情滋潤所造成的深刻剝奪等等，都是非常可怕的暴力經驗。跟我們合作的一些患者，曾經從防身術和戰鬥訓練等類型的身體練習獲益良多；他們從中找到了力量跟被賦予權力的泉源。然而，從這些練習中獲得某些能力的益處，如果眞的發生了，也幾乎都是在創傷復原過程較爲進階的階段。相反地，我們持續地觀察到，我們所服務的遭受到長期虐待和忽略的創傷倖存者，大多數都無法安全地參與這樣的技巧訓練，或是無法忍受攻擊行動模式所活化的暴力和痛苦的記憶，以及和創傷有關的想法、情緒和身體反應——即使這樣的練習是基於自我防衛的用意，還是會經常造成創傷倖存者的觸發反應。創傷倖存者需要找到方法，以一種溫和、滋養的方式，活在自己的身體之中。創傷感知瑜伽所能提供的東西，跟其他許多身體練習不同的地方在於，它是一種有結構的、具支持性的、自訂進度的媒介，倖存者可以根據自己身體的狀況和經驗來做出仁慈、溫柔和關懷的選擇，而這些，正好全都是在創傷中失去的。

對所有人而言，做出對自己仁慈、溫柔和關懷的選擇都需要練習，而對創傷倖存者來說，更是特別重要。瑜伽提供了方法，讓人可以練習做些跟身體有關的小選擇，一些可以應付得來的選擇。例如：在做頸部旋轉的動作時，老師可以指出，學生可能會觸及到一些非常緊繃的肌肉，同時可以強調，學生能夠針對這些感覺做出些選擇：「如果你感到疼痛，可以隨時停下來。」對每個人來說，這都是賦權的核心概念：如果你在瑜伽練習的過程中，感覺到任何疼痛或不適，你都可以隨時停下來。這句話在這裡的暗示是：「你不會只因爲我介紹你做轉頭旋頸，就被困在這種痛苦的經驗裡。如果你不喜歡這項練習，不論任何理由，你都有權掌控，你可以停止不做。」對學生、臨床心理師和瑜伽老師來說，可能需要花相當長的時間才能接受並且信賴這種類型的選擇練習。所有與此相關的人，包括：臨床心理師、瑜伽老師和學生，都將從充滿耐心、反覆的指導中獲益良多。

一旦確立了「可以隨時停下來」的首要選擇之後，瑜伽老師不妨指出還有其他的選擇：學生可以嘗試把動作做得小一點，看看是不是可以繼續轉動，但不會感到疼痛或不適；或者也可以試著盡量伸展看看，將動作做得大一點。老師可以在每堂課多重申幾次，在瑜伽課堂上要如何對待自己的身體，學生永遠都有選擇。我們從許多學生那兒收到的回饋意見是，「他們可以有選擇」，這樣的提醒，向來不嫌多。你不妨也來試試看下面的轉頭旋頸，並請特別注意選擇的練習。

頭部旋轉，選擇的練習

請找個舒適的座位。如果你願意，給自己一點時間，也許可以藉由透過頭部的最頂端，輕輕將身體拉直，讓自己坐挺一點兒。花點時間感受一下你自然挺立的脊椎。你也許會注意到身體裡的一些肌肉，正在支撐著你挺拔的坐姿。當你準備就緒，輕輕地將你的下巴放鬆朝向胸骨。也就是將你的下巴稍微向下朝向你的心臟。如果你願意，嘗試做幾次轉頭旋頸。你可以輕輕地左右轉動。請注意，你可以完全掌控你的身體。你可以將動作做得非常小。你也可以做得大一些。你可以讓動作變得非常慢。你也可以把動作加快，就看怎麼做對你最好。這個姿勢可以是用頭部完整地畫一個圈。或是你也可以將下巴稍微抬起轉向每一側。再次提醒，你可以隨時檢視一下，以便做出最適合你的選擇。你不妨持續練習轉頭旋頸半分鐘到一分鐘。當你準備就緒，就可以結束這個練習。

對於新生，可以考慮先提供小範圍的選擇，以免學生感到不知所措。許多創傷倖存者，長期忍受著別無選擇的生活，所以在邀請他們做出開放、不特定的選擇時，會讓他們感到很陌生；而這個動作本身也可能會引起不信任、刺激焦慮、誘發出邊緣系統或解離症狀的生存反應。然而，在按部就班、循序漸進的狀況下，我們的目標是希望能建立一個架構，讓學生知道他們對自己的所做所爲可以有所選擇。指示有助於「選擇」的感覺，例如：「你可以用任何方式改變你正在做的姿勢，好讓你感覺舒適一些。」這是很大、很廣泛的指示，可能會讓新生完全不知所措；但是經過一段時間，在練習做選擇的情境之下，則可能完全適用。以下這個故事展現了練習做選擇對創傷感知瑜伽課程是多麼重要的一部分。

練習做選擇：一個青少年的故事

跟成年的創傷倖存者類似，曾經經歷過創傷壓力的兒童和青少年，對於連結、組織、容忍和調節身體與生理的感受⑥，往往是有困難的。臨床心理師覺察到複雜型創傷在生理層面所造成的影響，於是開始探索協助兒童的替代療法，以幫助他們能夠注意和調節身體裡的感受⑦。然而，創傷感知瑜伽對兒童和青少年來說，可能會出現一些獨特的挑戰，例如：青少年通常會受到同儕強烈的影響，並且非常在乎自己的表現。對受創的青少年來說，一旦考量到同儕狀況、人際關係與社會認同，意義的建構和自我的評價，往往就會變得急遽複雜。

一位才十來歲的年輕患者，參加了由住宿學校專為女生開設的創傷知情瑜伽課程，她和其他大約二十位青少年男女同住在這裡。這位年輕女孩，我們暫且稱呼她「艾比」，下定決心要做出一個會讓她感到很痛苦的瑜伽姿勢，純粹只因為其他的孩子也能夠做得到。艾比很有個性，也很受到同儕的喜愛與尊重，可是一練起瑜伽，她也會變得很好勝。她咬緊牙關，擺弄著她的身體，勉強地做出那個姿勢。

瑜伽老師觀察到，艾比屏住呼吸，而且把自己逼得太過用力；然而，這位老師的選擇卻很有限，因為大家都有共識，在這堂課程中，不要有身體的協助，而老師承諾過要遵守這個原則。如果有必要，老師可以中斷這個練習或是一整堂課，因為身為一名創傷知情的瑜伽老師，最重要的優先順序就是要能夠保證參與者的安全，以適當的方式做出回應。但是，停止練習或上課，則可能會激發出一系列的情緒狀態、自我歸因，以及因為經歷到個人失敗、外部控制和負面的同儕比較而做出身體反應。老師仔細評估了艾比勉強做出特定姿勢的風險（相較於她失去選擇機會的影響，以及相較於停止練習或停止上課的風險），因為對此姿勢的了解，老師知道這麼做不會造成艾比身體上太嚴重的後果，於是做出判斷，最好的做法就是用溫和、清楚、重複的方式，提醒艾比，她可以有選擇，如果她感覺到身體有任何不舒服，可以隨時停下來。雖然這只是給艾比的提醒，而且是用輕聲細語的方式說出來，但是班上其他的學生都不免注意到了，這些學生就像許多創傷倖存者一樣，對於任何潛在的危險或威脅都非常敏銳。不出所料，幾位艾比的同儕和朋友，呼應了老師對艾比的指導，勸她不要太過勉強做出這個姿勢。儘管大家如此苦口婆心，艾比就是鐵了心，非得做出這個姿勢不可。

「噢！」艾比終於發出一聲慘叫。雖然她最後停止了動作，但是在剩下來的課堂裡，她都因為腳踝過度用力而感到疼痛不已。在創傷感知瑜伽的情境之下，艾比做出了一個選擇；她使出蠻力想完成這個姿勢，結果導致疼痛。很明顯地，她的瑜伽老師無法得知艾比在勉強自己的時候，心裡面感覺到了什麼。雖然她似乎很不舒服，但是艾比拒絕聽從建議或提醒，去改變造成她痛苦的行為。瑜伽老師和艾比的同儕，都很不願意見到這樣的事情發生⋯⋯。但是，故事並非在此結束。

下課後，瑜伽老師來察看艾比的狀況。儘管艾比否認剛才的練習有造成任何持續的身體疼痛，但是她看起來垂頭喪氣，一反常態地避免眼神接觸。艾比同意和她的個人治療師討論這個經驗，瑜伽老師與那位治療師也都有保持聯繫。瑜伽老師也大略察看了班上其他學生的情形，衡量他們對該事件的反應，評估是否有立即的安全問題出現，並且鼓勵學生在他們正在進行的個人治療中，主動提出任何重要的訊息。瑜伽老師隨後也向這個課程的臨床主任報告了整個事件的經過，在接下來的一周，臨床團隊決定做出一個對住宿學校所有學生最有幫助，也最不會被汙名化的整體回應（不管這些學生是否參加了創傷知情瑜伽課程）。具體來說，他們會將「傾聽身體」融入瑜伽課程，強調其重要性，更仔細地去審視身體是透過什麼方式來傳達重要訊息與這麼做的原因，以及不傾聽身體的可能後果和回應身體需求會遭遇到的挑戰與獲得的好處。

與此同時，艾比和治療師也開始一起探索她在瑜伽課裡為什麼會做出這樣的選擇，其背後的意義是什麼，並且去找出有哪些作用在逼迫著她如此勉力而為，特別是在同儕面前。艾比很快就找到了答案，並且能將其指認出來。艾比發現，能夠被同儕視為領袖或榜樣，對她的自尊心非常重要。在這樣的情況下，如果她能在自我照顧和設定個人極限方面，樹立一個榜樣，其價值，對她來說便清晰可見了（即使有時候設定極限，意味著對某些事情並不拿手）。在治療師的協助下，艾比和瑜伽老師做出了一項安排，也就是艾比將會在下一次團體課程中，帶頭做些瑜伽練習。

艾比獨自一人，在沒有瑜伽老師或任何其他人的提示之下，在課堂上提醒了她的同儕好幾次：「如果你感到疼痛，可以隨時停下來。」到最後，她帶完了一堂非常溫和、安全的瑜伽課。當她結束，她整個人閃閃發亮，如同坐在教室後面的某位瑜伽老師。

學習傾聽自己的身體，並且根據身體傳遞的訊號做出健康的選擇，成為艾比瑜伽練習中很重要的一部分。雖然她還是會自然地逼迫自己（這是一種天生複雜的傾向，因為會造成風險，但也是力量和復原力的來源），然而在此年之中，艾比變得較少使用會造成壓力和痛苦的方式強迫自己的身體。事實證明，對艾比來說，安全地帶領同儕是種特別有效的方法，能幫助她練習做出選擇，並且學會照顧自己和同儕。她領導同學的才能，也跟第三個主題有關——採取有效行動。當你讀到這一節，也許你可以再讀一讀艾比的故事，思考她是如何運用做出選擇的經驗，賦與自己力量，以採取有效行動。雖然對她來說並不容易，艾比仍繼續努力做出健康的選擇。她已經逐步建立基本的自我覺察能力，並且能夠掌控她身體內外所發生的事情，所以她可以為自己做出重要的選擇，這些選擇都會在她的生活中產生眞實和立即的後果。

採取有效的行動

除了缺乏選擇之外，創傷的情況往往也包括了：即使竭盡全力設法擺脫威脅，但是基於某些原因依然無法脫困的經驗。當我們遭受威脅，我們的賀爾蒙、肌肉、呼吸全都會動員起來，但是有些時候，我們依然無法保護自己免於傷害，可怕的事情還是發生了——我們被困在車子底下。我們正在巴格達的某個檢查哨站崗，一輛汽車向我們直衝過來，完全沒有踩剎車。我們是活在家暴家庭裡的孩子，親眼目睹父母醉倒在沙發上……。如果你願意，請花點時間思索一下，被困在非常危險、危及生命的處境裡，會是什麼樣的經驗？你的身體會有什麼感覺？你有辦法辨識出那些與被困住而無法保護自己的想法有關的感覺嗎？我們的身體會製造並且分泌腎上腺素最主要的原因，就是為了讓我們可以**快速**移動。但是我們卻動不了。我們的呼吸、心跳加快的唯一理由，就是爲了讓肌肉獲得更多的能量，幫助我們逃離威脅。當我們無法逃離，當身體的自然保護反應無法完成任務時，會發生什麼事情？在創傷事件過了很久之後，許多創傷倖存者仍然一再地發現自己處於凍結狀態——他們沒有辦法促使自己的身體和大腦去面對威脅或壓力的情況。

透過創傷感知瑜伽，我們可以做些什麼去幫助曾經感到如此無助的人，重新發展出採取有效行動的能力呢？也許可以透過一個瑜伽動作，從一些小巧、易行的步驟開始。請考慮將以下的練習，當作是邁向採取有效行動的第一步。

練習採取有效的行動

如果你願意，花點時間注意一下你現在所處的地方。看看你周圍，並且注意你當下體驗的一些特徵。你是坐在椅子上嗎？你是坐在沙灘上嗎？你是躺著的嗎？你是一個人嗎？你置身在公共空間之中嗎？你周圍有很多噪音嗎？還是比較安靜？你身體感覺如何？你覺得冷，還是熱？你的手臂和大腿會感到不安、沉重、緊張還是放鬆？那裡有打開的窗户嗎？你坐在陽光直射之下嗎？花點時間注意一下你目前體驗的一些特徵。如果你注意到某方面讓你不舒服，像是溫度、下背部的感覺、噪音太多了，請想想看，是否可以做點什麼，讓自己感覺好點兒。如果可能的話，挑些簡單可行的事情來做，像是關上窗户、移動到陰涼的地方、調整你的椅子或是移動到比較安靜的地方；總之，去做一件可以讓自己感覺好一點的事情就對了。在你採取行動之後，注意一下，有沒有任何不一樣。你的想法、心情、身體，有沒有任何改變？如果你願意，花點時間做一下這個練習，當你準備就緒，就可以結束練習。

雖然以上的例子並沒有包括任何正式的瑜伽姿勢，但希望藉以讓人感受到，練習採取有效行動會是什麼感覺。在瑜伽課堂上，這種練習可以透過很多種方式來進行。例如在創傷中心，我們在第一堂課就會告知學生，如果教室變得太冷或太熱，請讓老師知道，而且可以隨後就自己把窗戶關上或打開，或是請老師這麼做。又如另一個例子，我們在創傷中心的瑜伽教室裡，提供瑜伽毯和瑜伽磚，上課的時候，歡迎學生隨時取用。這些輔具都放置在學生可以自行拿取或是可以請老師幫忙拿的地方。我們相信在每一堂瑜伽課，創傷知情的老師都可以為學生製造機會去創造自我效能的感覺，並且去做些讓自己感覺好一點的事情。不管是開口請人幫忙或是做某件事情幫助自己，採取有效行動的要領，在於**積極地做些事情**，讓自己感覺更好、更安全、更舒適或更有掌控感。在創傷中心的瑜伽課程裡，我們非常尊重、並且竭盡所能地製造機會，讓學生能夠採取有效行動。

創造節奏

對經歷過複雜型創傷的人來說，不同步或斷裂，可能會是主要的困境。同步性指的是，同步、步調一致、有節奏。具同步性的事物，可以毫不費力地自然流動在一起。許多倖存者曾經跟我們談過，他們感到與他人不同步，也跟自己格格不入。

我們在創傷感知瑜伽的課程裡會關注到節奏，是因為創傷中心的許多患者曾經歷過缺乏同步性的問題。解離會造成我們與身體或是與周遭世界斷裂的感覺。我們的學生形容，解離的感覺就好像住在一片被燻黑的玻璃後面。玻璃有時候如此黑暗，讓她幾乎無法辨識另一邊的形狀。有時候她會聽到有個聲音在回應她的聲音、有時候她會看到玻璃後面的一些動作，但是她無法辨識出別人的臉部表情。她無法碰觸到他們。她跟這個世界分離了。就如同赫曼醫師所解釋的「創傷孤立」。創傷倖存者經常生活在一層面紗後面，這將他們從有節奏性的舞動和交流中切斷，然而有節奏的舞動和交流正是人際關係的本質。透過呼吸、運動、共享的經驗，瑜伽是能讓我們體驗到與他人同步的方法。

創傷中心的患者，也曾描述過與身體解離的困境，例如：法蘭克可以看著自己的大腿抬起來，卻感覺不到那是他身體的一部分。身體的解離會造成內在節奏和經驗的干擾。許多來到我們中心的患者，會不自覺地屏住呼吸，持續呈現肌肉緊張的狀態；但在同時，卻感覺不到任何緊張或不適。這造成了他們在身體生理和感受情緒之間出現不同步的情形。凍結的生理狀態也會干擾到他們的能力，使他們無法以流暢的方式，對新發生的狀況做出反應；如此一來，他們的經驗跟「順其自然」正好相反。

許多創傷倖存者都曾經跟我們談到，有關於他們的生物節律所遭遇到的干擾。生物節律就是生活的基本節奏，例如：吃飯、睡覺和能量的流動。這些節奏失調，意味著有些倖存者會一直處於緊張不安的狀態。我們有些人會忘記吃飯，因爲我們已經和身體所發出的自然節奏訊息脫節，以至於不知道該去補充營養。我們可能會感到精疲力竭，不管已經睡了多久，我們可能整夜反覆醒來，或是沒辦法入睡。二十歲出頭的亞當，是伊拉克戰爭的退伍軍人（亞當實際上是我們將幾位伊拉克和阿富汗戰爭退伍軍人綜合在一起的人物），他描述了在回家之後所面對的生物節律受損（特別是睡眠障礙）和情緒失調（特別是憤怒）的問題。

亞當的故事

亞當從伊拉克第三次輪調回來之後，被診斷出患有創傷後壓力症候群。然而，亞當最在乎的，並不是診斷本身，而是兩種令他非常難過的身體感受：他幾乎無法入睡，並且會經常出現難以預料、無法抑制的暴怒，就像一陣狂風暴雨。針對這兩個問題，醫生都為亞當開了藥。為了控制這兩種身體上的困擾，他曾經一度得同時服用十二種不同的藥物。針對睡眠問題，醫生為亞當開了幾種安眠藥，這些藥基本上就像是用來將他擊昏一樣，但是當他醒過來時，頭暈眼花的，一點都沒有休息過的感覺。事實上，亞當表示，他睡眠剝奪的情況變得愈來愈嚴重，他還說，因為如此，讓他覺得自己愈來愈不像自己了。當他被要求進一步解釋這句話的意思時，他解釋服用藥物比最初的症狀讓他感覺更加「失控」。亞當是一名海軍陸戰隊士兵，他很享受身為海軍陸戰隊士兵所擁有的力量和掌控感。過去，他認為自己可以成功地因應任何挑戰；但是現在，他得靠著藥物，而不是靠他自己，這傷害了他的自我效能感。亞當還說，藥物和睡眠剝奪，讓他很難參與傳統的心理治療；因為如此，他覺得他並沒有從中獲得太多幫助。大約在此時，亞當嘗試了他的第一堂瑜伽課。即使他對瑜伽抱持著懷疑的態度，但是他已經到了什麼都願意嘗試的地步。這堂課是專門為退伍軍人而開設的，這讓亞當感到自在。亞當提起他的第一堂瑜伽課，他記得他在十五分鐘之內就睡著了。就在那個時候，他知道他來對地方了。不僅如此，老師還讓他睡了三十分鐘。下課時，他感覺到精神飽滿，獲得了充分休息，這是自他返家之後，第一次擁有這樣的感覺。亞當對此欲罷不能，想回來繼續上更多的瑜伽課。

至於突然發作的暴怒，亞當表示，在上完瑜伽課之後，他感覺到平靜。他的憤怒依然持續影響著他，但是他大都可以成功地從所上過的瑜伽課中，複製自己身體裡面那種放鬆的感覺。事實上，他表示，由於瑜伽的關係，他能夠在談話治療中獲得更多的幫助。最後，亞當解釋，固定參加瑜伽課程，讓他感到更有精神，也更能掌控自我。他是這麼形容的，他感覺「自己又愈來愈像自己了」，這對他來說，代表著感到愈來愈有能力與掌控感。亞當決定成為瑜伽老師，如此他就可以分享一些他認為真正有意義、有效果的東西，給退伍軍人同袍們。

亞當的故事觸及到創傷感知瑜伽的好幾個關鍵主題。亞當在生物節律和自我調節能力方面受到了一些干擾。原本應該治療他症狀的藥物，反而導致了他和當下的斷裂，並且讓他感到失去效能或失去了可以掌控自己生活的感覺。瑜伽則幫助他從喚起狀態中平靜下來，平靜到讓他足以入睡（直接在課堂上睡著了！）。瑜伽成了亞當可以用來自我調節的方法，成了他工具箱裡的一項工具，幫助他處理所面對的創傷壓力症狀。跟藥物不同，瑜伽是亞當可以掌控的東西。他感到有比較多的選擇去處理他的壓力症狀，並且可以採取有效的行動（練習、練習、再練習），幫助他建立這些技巧。到最後，亞當還能夠運用瑜伽，轉化自己的創傷經驗，去幫助其他的退伍軍人處理他們正在經歷的戰後反應。

瑜伽提供了許多可以重新創造節奏的機會。我們可以採取非常具體的方式來探索節奏，例如：我們可以透過呼吸和運動來探索流動和時間的感覺，包括在我們自己內部，以及和他人之間。我們可以在瑜伽課、診間或其他的治療環境中，探索兩種類型的節奏。一是**個人的內在節奏**，涉及到與自己的呼吸和動作可以互相配合；另一則是**人際節奏**，關乎到和團體裡其他人的動作可以同步。爲了體驗與自己和與他人有節奏的運動，請嘗試做做看以下同一個練習的兩種變化。

太陽呼吸

創造個人的內在節奏

雖然我們會以一種特定的方式來呈現此練習，但是就像我們所介紹的大部分練習一樣，它可以有很多種變化，歡迎你盡情探索。當你準備就緒，請找個舒服的座位坐下。如果你願意，請把你的雙手放在雙腿上或朝著膝蓋，手掌向下。當你吸氣，請把你的手抬起五至十公分；當你吐氣，請把你的手掌放回你的雙腿上。吸氣抬起，吐氣放下。不妨花一、兩分鐘，觀察你的呼吸和動作，找到自己的節奏，並且順應它。

創造人際節奏

你需要找個搭檔一起做這個練習，朋友或家人都可以，瑜伽老師或治療師也行。任何人都可以，只要你覺得可以很自在地跟他們一起分享這個小練習。一開始的動作如上，但是如果你的搭檔還不熟悉動作，你可能需要事先跟他講解清楚。當你們準備就緒，請決定好由誰來帶領動作。由兩個人輪流來帶領，也許會很有趣，但需要有個人先來帶領動作。當你們準備就緒，帶領動作的人就可以開始一邊講解，一邊帶動作：吸氣時，把手抬起來；然後，吐氣時，把手放下。在這個版本的練習中，練習的重點放在與彼此的呼吸和動作同步。不妨繼續做這個練習一、兩分鐘，當你們準備就緒，就可以結束練習。

透過一起呼吸和運動，學生跟老師可以嘗試去發現自己內在的節奏，並且建立同步的人際節奏。當倖存者可以有節奏地與自己和他人重新連結，他們同時也是在與世界重新連結，重新

創造生活的意義⑧

在創傷感知瑜伽的情境下，節奏很重要的另一個面向，是時間的元素。許多創傷倖存者都曾經有過時間錯亂的經驗。我們已經探討過瞬間重歷其境的概念，那會將一個人帶回已經不存在的時空，讓人環繞著過去發生在某個地方的創傷事件來運行。瞬間重歷其境的觸發反應，會造成一個人的時間感中斷，以及和周遭世界的斷裂。解離也會導致人們「失去時間」，亦即一個人沒有意識到時間流逝的現象。范德寇醫師經常提到，創傷倖存者就好像是活在時間之外，被困在創傷不斷重播的情境裡，直到感覺那好像永遠不會結束一樣。瑜伽提供了許多機會，讓我們可以經歷到事情的開始和結束。一個姿勢開始後，可以有一段時間去體驗這種感覺，並且嘗試一點小變化；然後體驗結束，我們便會繼續往下練習其他的動作。

創傷感知瑜伽老師在建立時間感的時候，會用到一項核心技巧，我們稱之爲**倒數計時**。我們將會在第七章仔細地解釋倒數計時，不過它基本說的是，當學生在練習一個姿勢的時候，老師會在一旁大聲倒數。例如：老師邀請學生檢視一個姿勢的時候，可以這樣說：「如果你願意，你可以嘗試維持在這個姿勢呼吸，五、四、三、二、一，然後放鬆。現在，我們繼續往下做……。」過程之中會有清楚的持續感，以及很重要的終點，是非常清楚明確的。每一個姿勢都有時間限制，這種感覺可以幫助學生忍受一些不舒服或對自己能力的懷疑，能幫助他們可以維持在一個姿勢上。創傷感知瑜伽老師能幫助學生重建「持續感」以及「事情總會結束」的感覺，即使他們正在挑戰瑜伽姿勢！

注釋：

①請參閱貝賽爾．范德寇醫師的文章「The Body Keeps the Score」（*Harvard Review of Psychiatry* 1：253–265, 1994），此篇文章也涵括貝賽爾．范德寇醫師等人所寫的 *Traumatic Stress*（New York：Guilford Press, 2006）。這本書對於創傷以及創傷對整個生命體的影響，提供了非常豐富的訊息，可以說是一個資料寶庫。

②針對本書的目的，我們所使用的「自我調節」（self-regulation）指的是「當觸發反應發生或感到痛苦的時候，可以恢復平靜，掌控自己的思想、情緒和身體的能力。」我們致力於幫助創傷倖存者找到有效的方式，以運用他們的身體與呼吸達到自我調節的效果，以及其他自我調節的方式，當他們有這樣的想望與需求時。我們將在書中多次討論到這個主題。

③出自於貝賽爾．范德寇醫師為奧頓、Minton 和 Pain 的著作 *Trauma and the Body* 所寫的引言。

④有一些文章檢視了創傷倖存者如何被卡在過去，而無法全心投入當下的體驗，這些研究和想法包括了：

- 貝賽爾．范德寇、T. Luxenberg 和 J. Spinazzola 的「Complex Trauma and Disorders of Extreme Stress（DESNOS）Diagnosis, Part I：Assessment」（*Directions in Psychiatry* 21：373–393, 2001）
- 貝賽爾．范德寇、T. Luxenberg、J. Spinazzola、J. Hidalgo 和 C. Hunt 的「Complex Trauma and Disorders of Extreme Stress（DESNOS）Diagnosis, Part II：Treatment」（*Directions in Psychiatry* 21：395–415, 2001）
- 貝賽爾．范德寇醫師、S. Roth、D. Pelcovitz、S. Sunday 和 J. Spinazzola 的「Disorders of Extreme Stress：The Empirical Foundation of a Complex Adaptation to Trauma」（*Journal of Traumatic Stress* 18, no. 5：389–399, 2005）

⑤模擬犯案防身術是基於武術的防衛課程。利用穿有填充防護的教練模擬攻擊，以教導大家保護自己對抗武裝或非武裝的攻擊。更多資訊請參考 http：//www.modelmugging.org。

⑥請參閱貝賽爾．范德寇、A. Cook、J. Spinazzola、J. Ford、C. Lanktree、M. Blaustein、M. Cloitre、R.DeRosa、R. Hubbard、R. Kagan、J. Liataud、K. Mallah 和 E. Olafson 的學術研究文章「Complex Trauma in Children and Adolescents」（*Psychiatric Annals* 35, no. 5：390–398, 2005）

⑦請參閱布勞斯坦和堅尼伯格合著的 *Treating Traumatic Stress in Children and Adolescents*（New York：Guilford Press, 2010）。

⑧貝賽爾．范德寇在其論文「Clinical Implications of Neuroscience」中提到「創傷後壓力症候群注意力和記憶力的喪失」，指的是倖存者參與當下的能力。這種狀況會導致受創的個人「對世界失去了方向」，也就是當我們運用瑜伽試圖重新找到節奏感和目的感時，想要處理的問題。

5

給倖存者

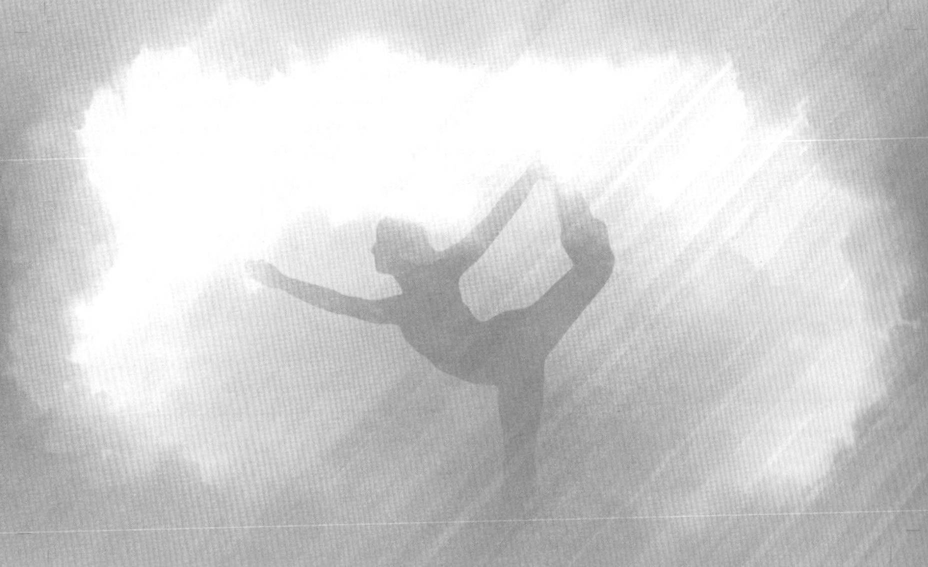

展開創傷感知瑜伽的練習

在我們發展創傷感知瑜伽課程的同時，也拜託那些曾經與我們一起合作過的創傷倖存者，持續提供回饋和建議；透過與他們的對話，我們已經找出了倖存者在考慮是否尋求創傷感知瑜伽協助以及如何度過這個過程時，所會遭遇到的一些問題。

我如何知道，自己是否已經準備好嘗試創傷感知瑜伽？

建議你花點時間考慮一下是否已經準備好嘗試瑜伽，包括這類型的體能練習可能會帶給你什麼樣的挑戰。你這一陣子有做過任何體能活動嗎？你對自己的身體感到有多自在？你有預期要接受挑戰嗎？在踏進瑜伽教室之前多想一想總是無害的。

建議你找個支持團體或某個人，可以跟他們談談你的經驗，不論那是好或壞。如果你正在接受治療，和你的治療師進行這樣的討論可能是很重要的。在創傷中心，我們瑜伽課的每一位學生都有個人的治療師。如果某堂課或是某個情境讓學生感到不舒服，就會有人自動找學生來談一談他們的感受。

正如我們在本書裡面已經討論過的，健康俱樂部和瑜伽工作坊所開設的一般瑜伽課程，會有引起觸發反應的可能性：從未經許可的身體接觸，到活動空間過於緊密，以及上課的語言風格過度重視口頭指示和要求，而非提供選擇和邀請。為了避免遇到這類問題，你可以找看看附近有沒有提供創傷感知瑜伽的課程。這些課程對你是否安全或有益，最後還是由你來判斷。你要盡可能地調查清楚。不妨向瑜伽老師多問一些問題，尤其是當他們宣稱自己的瑜伽是創傷感知瑜伽時。老師們應該很歡迎提問，而他們是否能夠適當地回應你的問題，也許可以讓你清楚地感受到課程本身會是什麼樣子。

在思考自己是否已經準備好參加瑜伽課程時，請你也能夠將「時機還不成熟」的決定納入選項。如果你得出的結論是風險太高、引起觸發反應的潛在可能性太大，那麼，這樣的決定，就是根據對自己現況的了解所做出來的誠實評估。除了參加公開的課程，你還有其他的選項。也許利用這本書或是其他在家練習的產品（瑜伽CD或光碟），會是現階段比較好的選擇。在創傷治療的過程中，速度的拿捏是很重要的。如果現在你對瑜伽課程還不是很有把握，與其直接跳進去面對體能和情緒的挑戰，不妨先花些時間練習情緒管理的技巧，這些情緒有時候會在你練習瑜伽的時候浮現。

如果你決定去上課，請注意，即使是在最好的情況之下，也可能出現某些刺激，引起觸發反應。你的工作之一，就是要去辨識出觸發因子，並且能夠做出適當的回應。在此情況下，醫療關係就顯得很有幫助。你和治療師可以一起花些時間思考可能引起觸發的事物，以及你可以如何做出回應。你也可以獨自進行這件事情。但是請花點時間想一想，當你在課堂上發生觸發反應時，你可以運用哪些處理技巧。

過去多年來，曾經在社區裡嘗試過其他瑜伽課程的學生，對創傷中心的瑜伽課程最關心的兩個問題是：⑴如果我感到不舒服，不論任何理由，我都可以離開教室嗎？以及⑵我可以請瑜伽老師不要碰觸我嗎？

如果我感到不舒服，不論任何理由，我都可以離開教室嗎？

是的！這一點必須特別強調，我們絕對支持你可以選擇離開教室，不論任何理由，特別是當你在教室裡感到不舒服的時候。這並不是一場耐力比賽。建議你以均衡、舒適、安全的方式來練習瑜伽——並不是說瑜伽不困難（甚且有時候幾乎是做不到），而是如果你有需要，可以隨時離開瑜伽教室。離開教室之後，你可以想一想，那是因爲課程的關係，還是老師的關係，或是你只是需要暫時離開一下，來整理當時浮現的情緒。這樣的沉澱，可以幫助你決定是否還要再回到那堂課。如果你住在城市裡，也許有好幾個課程供你選擇。你不妨貨比三家，到處多打聽看看。瑜伽有可能成爲你療癒的核心；或者，如果你把自己逼得太緊，瑜伽也可能會變成讓你痛苦和不適的另一個來源。這是一個照顧自己和拿回自己身體的過程，可能會很漫長。請用耐心和慈悲心對待自己。

我可以請瑜伽老師不要碰觸我嗎？

是的！在上課之前去找你的瑜伽老師，並且告訴老師，你不希望在課程中有任何的身體協助，這麼做是完全恰當的。你的老師會如何回應，將會很有參考價值。我們懇請所有的瑜伽老師都可以毫不猶豫地同意，並且支持學生這樣的請求。瑜伽老師應該尊重學生的意願高於一切。不提供身體的協助，並不會妨礙老師安全有效地帶領一堂課。瑜伽老師應能在不進行身體協助的情況下，保護學生的安全。然而，有可能發生的情形是，有的瑜伽老師非常執著於某種做事方式，可能不太願意遵照你的請求。這種事情發生過。爲此，也許你不妨在上課之前跟老師見個面，詢問老師教學方式的相關問題，包括身體的協助。從這個角度來看，你是市場中的消費者，有權利找到最適合的產品。

關於尋找創傷感知瑜伽課程，你們可以給哪些建議？

你也許可以在附近找到自稱爲「創傷感知」的課程，這可能會是個不錯的開始。即使你看上的是一般大眾的瑜伽工作坊或健身房之類的環境，你也可以在上課之前跟你的老師約個時間見面，當作是一場面試，請教老師有關於他（她）會如何教授課程，以及老師曾經接受過什麼樣的培訓。即便只有五分鐘，也足夠讓你感受到這堂課程是否值得一試。如果老師不願意和你見面，可能表示那不是創傷感知的課程。相信你的直覺。願意犯錯。也就是說，一旦你試過了，你可能會很討厭這堂課，但是你至少試過了。有些倖存者曾經向我們表示，在瑜伽課經歷到負面經驗之後，他們會感到某種程度的「失敗」。與其這麼想，我們鼓勵你，不如把中斷一個令人不舒服或痛苦的體驗，視爲是自我照顧的一刻。你正在確認自己有受到保護，並且在尋求眞正的療癒體驗。如果某堂課或某位老師，或是某個工作坊，曾經讓你有負面的經驗，不要感到氣餒。請記住，也許外面還有更適合你的課程或老師。

在家的練習

在這本書裡面，我們已經提供了個別的瑜伽練習供你嘗試。現在我們想要提供一套完整的、有順序的、在瑜伽墊上進行的練習。雖然這套練習會以線性的方式呈現，並且是一套可以從頭做到尾的練習，但是你也可以採取不同的方式來進行。你可以先看過全部的內容，再決定要用什麼方式來練習。你想要嘗試一整個系列嗎？或是你寧可先試試其中的一、兩種姿勢？這套練習試圖呈現一堂非常溫和的入門課程，類似創傷中心的瑜伽課。但是，在審視的過程中，你可以決定某些特定的姿勢在現在這個時間點對你並沒有幫助，或是你不感興趣。我們鼓勵你可以根據自己的需求來修改。不過，一般來說，做完一整套練習，大約需要三十到四十五分鐘，速度的快慢由自己決定。你不妨嘗試用快一點的速度做完一整個系列，或是放慢速度，全神貫注在每一個姿勢上。我們也爲視覺型的學習者提供了照片。你也可以選擇跳過文字描述，直接看圖練習。

做好準備

當你準備就緒，請挑選舒適的空間來進行練習。請確定你有足夠的空間可以伸展出去一點點；一張瑜伽墊的大小，大致可以做爲你需要多大空間的參考。倘若沒有瑜伽墊，也沒有關係；在鋪有地毯的地板上，找個舒適的位置。如果沒有地毯，你也許需要在附近放幾條毛巾，以備在幾種不同的情況下使用（當有此需要的時候，我們會提醒這點）。如果你喜歡，可以隨意放點音樂，任何音樂都可以！這是一個實驗，你也許會發現，聆聽你最喜愛的音樂可能會有幫助。你也可以嘗試不放音樂，看看你比較喜歡哪一種。考慮一下你有多少時間可以練習瑜伽：是只有幾分鐘的時間？或是你預期可以有完整的四十五分鐘不被打斷？你也許會想要關掉手機、關掉電腦，或是做任何能做的事情，讓自己獲得一點時間和空間專注在瑜伽練習。萬一被打斷，也沒關係，但是花幾分鐘嘗試爲自己創造一個受到保護、不被干擾的時間和空間或許是值得的。

練習

以下的姿勢按此順序呈現：

1. 坐山式
2. 坐姿觀呼吸
3. 坐姿太陽呼吸
4. 坐姿頸部旋轉
5. 坐姿肩膀畫圈
6. 平桌式
7. 嬰兒式
8. 嬰兒式側邊伸展
9. 貓拱背式
10. 山式站姿
11. 樹式
12. 椅式
13. 立姿前彎
14. 肩橋式
15. 全身伸展
16. 抱膝式
17. 船式
18. 坐姿前彎式/臀部伸展
19. 仰臥扭轉
20. 最後休息式

1. 坐山式

當你準備就緒，請坐下。給自己一點時間，嘗試找到讓你備感舒適的坐姿。你也許會想要盤腿而坐，或是坐在腳後跟上。

你可以隨意嘗試，如果不喜歡這種姿勢，就換別種試試看。你可以隨時變換。永遠都不需要被卡在一種姿勢裡。

一旦你找到舒適的姿勢，也許可以嘗試從臀部做一些溫和的運動，像是前後搖擺或是左右搖擺。你也可以用畫圓圈的方式來做這些動作。如果你願意，花點時間動一動，感受一下你周圍的空間，以及你的身體在這個空間裡的感覺（請自由擺動二十秒至一分鐘）。

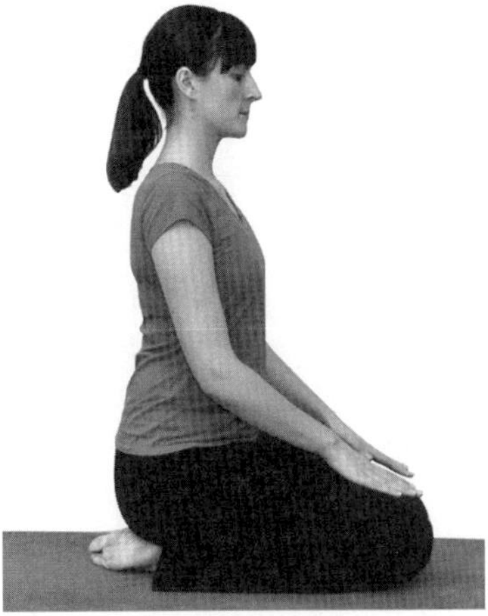

坐山式變體

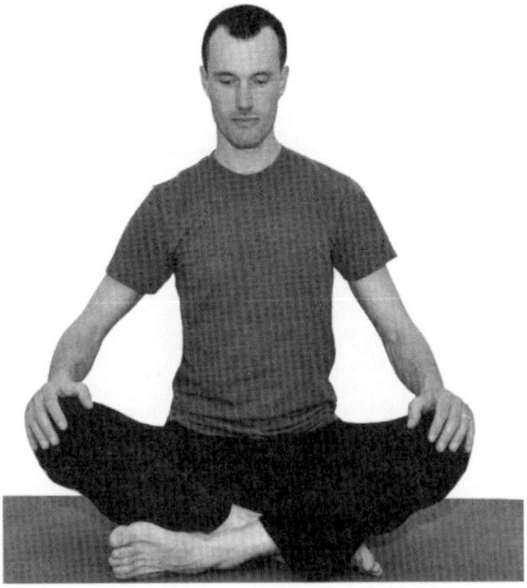

坐山式

當你準備就緒，請開始坐定。在回到坐定的過程中，請逐漸將動作變慢、變小。這是屬於山式的一種，以坐著的姿勢，將身體打直。一旦你坐直了，不妨花點時間嘗試將身體拉挺。我們邀請你將意識轉移到你的頭頂。你可以試著輕輕地拉挺你的身軀，從你的頭頂開始，輕輕將身軀拉長，讓你的脊椎可以自然地挺直。這不需太過激烈的動作，你只需要讓你的脊椎順其自然地挺直。請注意在這個姿勢轉變的過程中，起源點在身體內的哪裡。有哪些肌肉感覺到被拉長？有哪些肌肉保持放鬆狀態？在練習的過程中，不妨多次來回檢視：有哪些肌肉參與到動作之中？有哪些肌肉可以保持放鬆？以培養出你對這兩種感覺更敏銳的覺察。

2. 坐姿觀呼吸

當你準備就緒，請開始注意你的呼吸。爲了達到這個練習的目的，建議你只要注意你正在呼吸就夠了。你可能是透過鼻子或嘴巴來呼吸。你只要注意就夠了。當你在進行這個瑜伽練習的時候，你可以嘗試用鼻子或嘴巴來呼吸，並且找出哪種感覺比較對勁。這個練習的唯一目標，就是讓你自己更加清楚哪種呼吸方式對你來說最舒服、最自然。

3. 坐姿太陽呼吸

變體Ａ：如果你願意，現在請考慮嘗試看看，搭配著呼吸，同步做出一些動作。請將雙手放在大腿或是膝蓋上，吸氣時，輕輕地將雙手抬起五至十公分。然後，吐氣時，將你的雙手放回大腿或膝蓋。吸氣時，抬起來；吐氣時，輕輕放下。

不妨來回多做幾次這樣的循環動作，感受一下呼吸和動作連結的感覺。如果你想要添加點什麼，吸氣時可以將你的手指盡量張開，讓你的手變得非常緊繃、寬大、堅實。當你吐氣時，盡量將雙手放鬆軟，好像羽毛一樣，輕輕飄落到你的大腿或膝蓋上。請注意一下，雙手緊繃和鬆軟之間的對比。

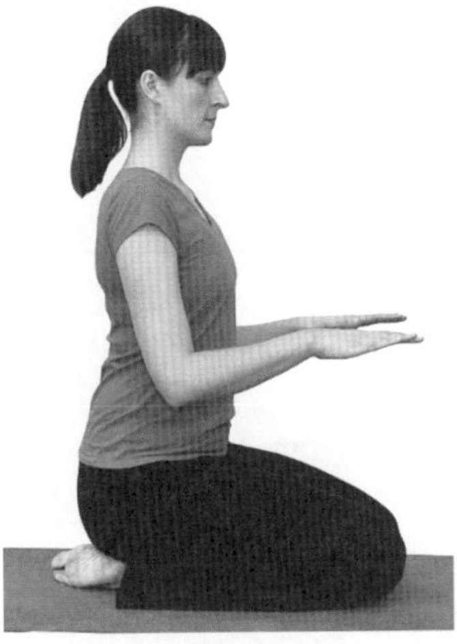

太陽呼吸

吸氣時，將雙手輕輕抬起

變體B：另外一種太陽呼吸的變體，一開始先將雙手合十放在胸前。吸氣時，將手臂往你的兩側伸展。吐氣時，將你的手掌合十放回胸前。不妨來回多做幾次這個循環。請注意一下，這是一個比較大的動作，當佔用到比較大的空間時，感覺如何？

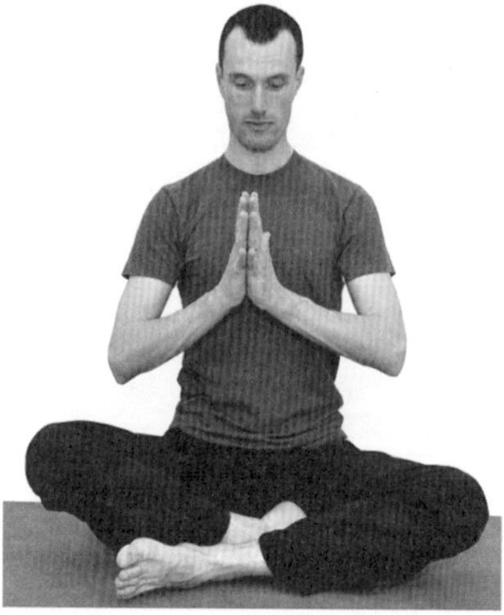

太陽呼吸

雙手合十放在胸前

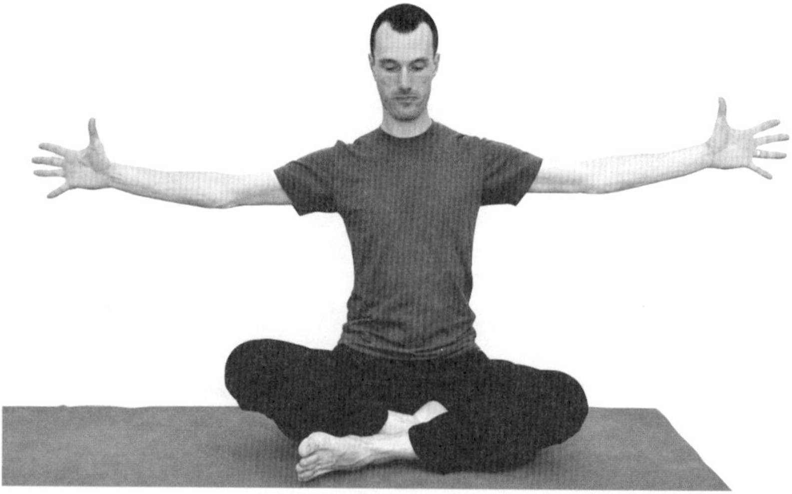

太陽呼吸

吸氣時，將雙臂往身體的兩側伸展

變體C：如果你要嘗試空間更大的變化，一開始先做出變體A的動作，將你的雙手放在大腿或膝蓋上。吸氣時，將你的雙臂高舉，繞出一個大圓圈。

吐氣時，將你的雙手放回大腿或膝蓋。請注意一下，這個變體比較像是圓型運動，而另外兩種則比較類似線性運動。也請注意，在一個像這樣更佔空間的姿勢裡探索，感覺如何？**你可以隨時換回變體A或變體B的動作。事實上，關注你的身體，注意到什麼情況會讓你感到舒服或不舒服，並且根據這些觀察做出選擇，正是這個練習的核心。**不妨再多花一兩分鐘，探索你的太陽呼吸。

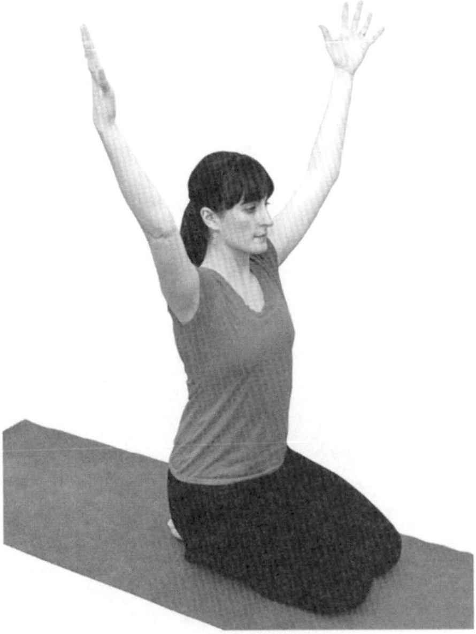

太陽呼吸

吸氣時，將雙臂高舉

4. 坐姿頸部旋轉

當你準備就緒，請將身體回復到打直的坐姿。現在，請放鬆頸部的肌肉，讓你的下巴輕輕往下朝向你的心臟、你的胸骨。

接下來，將你的左耳輕輕壓向左邊肩膀。

慢慢地把頭從這一邊旋轉向另一邊，旋轉幾次，然後從中間輕輕地將下巴垂下。請讓自己可以自在地呼吸和轉動。並感受一下你頸部和上背部的肌肉。透過這個運動，請探索這個圓圈或球體的下半部。你可能會注意到很多感覺。對很多人來說，這個部位

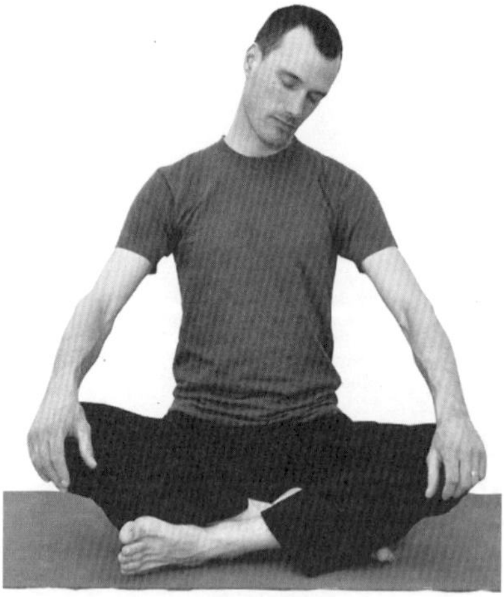

頸部旋轉
壓向左邊肩膀

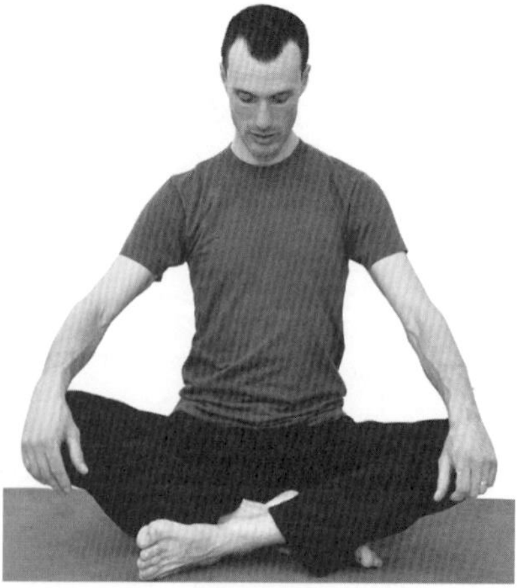

頸部旋轉
將下巴輕輕朝下

的肌肉非常緊繃。如果你感到疼痛，可以隨時停止。你永遠都有這部分的掌控權。另一個選項是，你可以把動作做得小一點，看看這樣是否能讓你繼續轉動而不會感到疼痛。或是，你會希望嘗試把動作做得大一點，如果你不會感到不舒服的話。不妨花點時間探索一下頸部旋轉的做法。當你準備就緒，輕輕地將下巴轉回你的中心、朝向你的心臟，然後再抬起，回復到平常的狀態。

5. 坐姿肩膀畫圈

變體A：如果你願意，請用你的肩膀從同一個方向開始輕輕地畫圓圈。你可以把圓圈畫得很小，也可以畫得很大，隨你高興。你要用肩膀畫出什麼樣尺寸大小的圓圈，完全操之於你。只要你喜歡，你也可以隨意從反方向轉幾次。請注意一下，你是如何開始感覺到肩膀的：它們如何轉動，它們周圍的空間感覺如何？如果你願意，請繼續探索你的肩膀一會兒。

變體B：另外一個選項，是將你的指尖放在肩膀上，嘗試用肘部的尖端來畫圓圈。現在，你爲這個練習增添了另一個層面，請探索一下**橫跨**在你胸前和鎖骨的空間，以及**橫跨**在你上背部的空間。你可以隨意從反方向轉幾次。當你準備就緒，如果你願意的話，請暫停，並且從手指將雙手甩一甩。輕輕地從肩膀通過指尖，將雙手甩一甩。

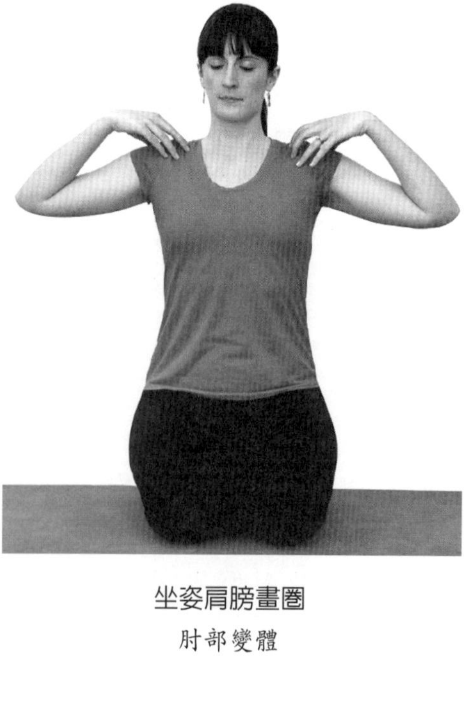

坐姿肩膀畫圈

肘部變體

6. 平桌式

針對這個姿勢，如果你沒有墊子或地板上沒鋪地毯，你可能需要在你的下面鋪上毛巾，好讓自己感覺舒適一些。

當你準備就緒，請進入桌面的姿勢，也就是將雙膝著地，垂直於臀部下方；雙手著地，手腕垂直於肩膀下方。

在這個姿勢之中，你會注意到手臂的肌肉開始作用。如果你願意，你可以輕輕地在周圍移動，請將重心放在手臂上和膝蓋上，你會感覺到手臂的一些肌肉開始甦醒。其他你會注意到的肌肉部位可能是下腹部或是核心部位。你可以嘗試輕輕地將下腹部縮緊，這是和核心肌群互動的一種方式。核心肌群可以成爲很重要的資源，在整個練習過程中，我們會定期地來檢查它們的狀況。

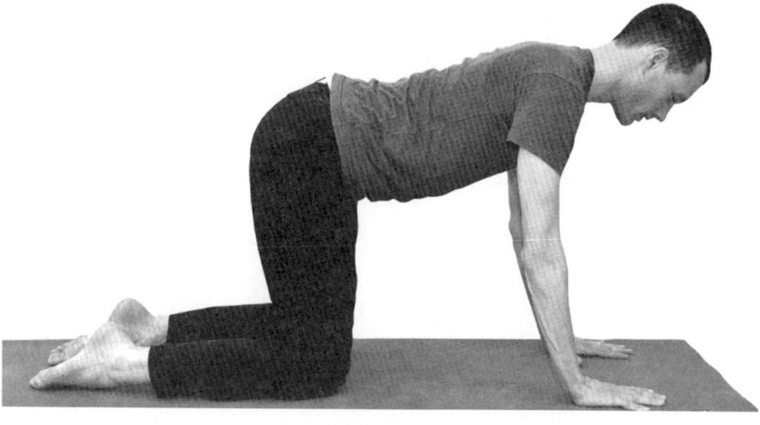

平桌式

雙手放在地板上，雙膝著地，垂直於臀部下方

7. 嬰兒式

針對這個姿勢，如果你沒有墊子或地板上沒鋪地毯，你可能需要在你的下面鋪上毛巾，好讓自己感覺舒適一些。請從平桌式轉換到嬰兒式，先將你雙腳的大拇指併攏，然後開始朝腳後跟坐下，做好這兩個動作之後，接下來請考慮以下介紹的幾個選項。

對某些人來說，將雙膝併攏是最舒服的姿式。

對其他人來說，將雙膝打開時稍微比臀部寬一點，也許會最舒服。

不論是哪種情況，一旦找到最舒服的姿勢，如果你願意，請將你的雙臂往前伸展。

另一個選項是，將拳頭疊在一起，並將你的額頭放在拳頭上面。

當你找到最舒服的姿勢，檢視一下，從你的尾骨將背部拉長的感覺。請將你的下背部延展一些。透過這個練習，你可以好好照顧一下你的下背部。此刻，不妨讓自己舒服地呼吸片刻。

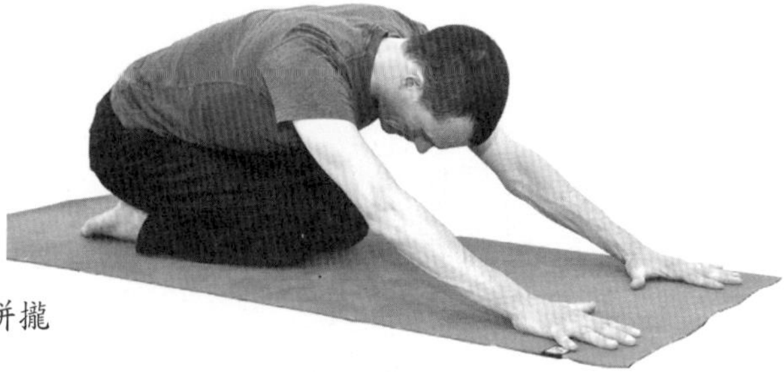

嬰兒式　雙膝併攏

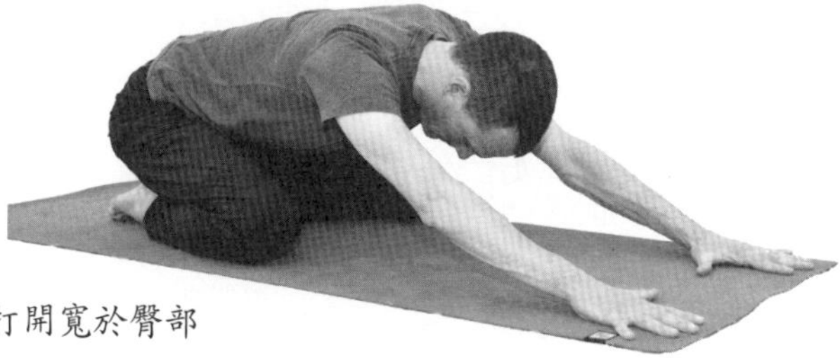

嬰兒式　雙膝打開寬於臀部

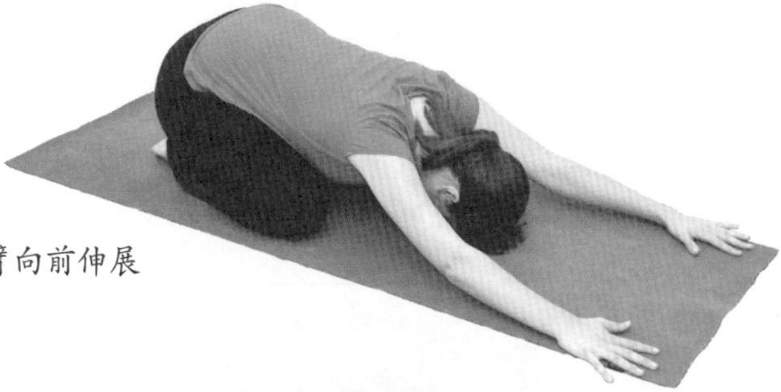

嬰兒式　雙臂向前伸展

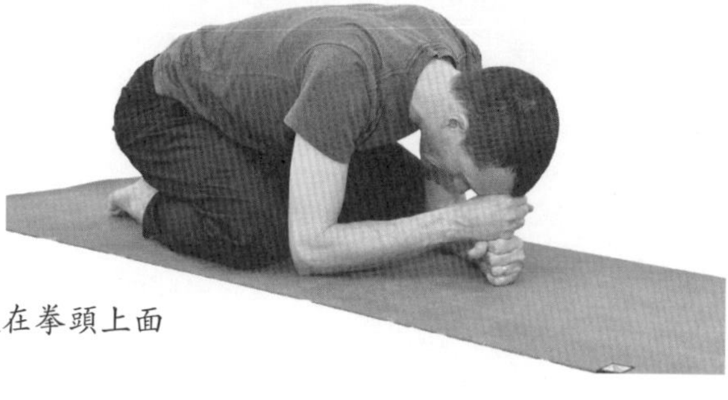

嬰兒式　額頭放在拳頭上面

8. 嬰兒式側邊伸展

當你準備就緒，如果你願意，請將你的雙手輕輕地移往左側，輕輕地移動你的上半身，往你的左側伸展。

請注意一下，往側邊伸展的感覺，不妨讓自己在這裡呼吸片刻。請一邊呼吸，一邊關照這一側的身體。呼吸幾次之後，不妨換邊進行，將你的雙手輕輕地移往右側。請注意，你可以控制移動的幅度。也許稍微移動一點點效果最好，或是你可以做出很明顯的移動。這取決於你。在進行左右兩邊的側邊伸展時，都請讓自己的呼息調整片刻。

當你準備就緒，請回到中間。請爲自己找到中間的位置。

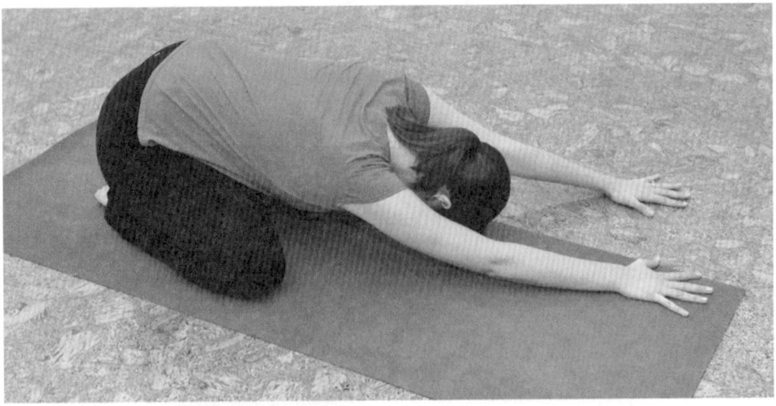

嬰兒式側邊伸展　將上半身往右側移動

9. 貓拱背式

針對這個姿勢，如果你沒有墊子或地板上沒鋪地毯，你可能需要在你的下面鋪上毛巾，好讓自己感覺舒適一些。

請從嬰兒式回到平桌式。如果你願意，吸氣時，輕輕地抬起你的尾骨和下巴。接下來，吐氣時，輕輕地將你的脊椎拱起。

吸氣時，輕輕抬起；吐氣時，輕輕拱起。

不妨順著自己的節奏持續進行幾分鐘。這是一個找到自己節奏、順應自己節奏的機會。如果

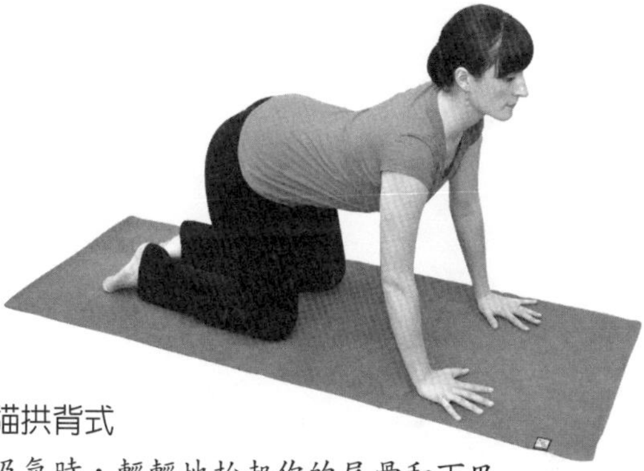

貓拱背式

吸氣時，輕輕地抬起你的尾骨和下巴

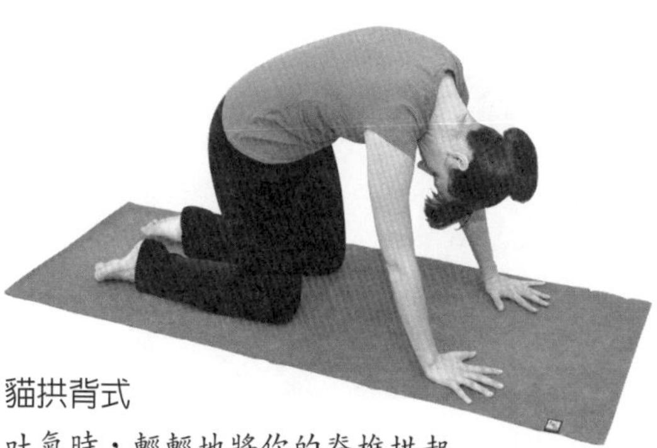

貓拱背式

吐氣時，輕輕地將你的脊椎拱起

你願意，可以嘗試做快一點或慢一點。也許透過嘗試，你可以在此刻領悟到對你來說怎麼樣最自然。如果你願意，請花點時間嘗試。當你準備就緒，一邊吐氣，一邊回到平桌式，回到中間。

10. 山式站姿

當你準備就緒，請從平桌式抬起身來，形成一個站立的姿勢。給你自己片刻的時間，感受一下站立的感覺。如果你願意，請將雙臂垂放在身體的兩側，雙腳打開大約與臀部同寬，並且保持雙腳平行。

你可以張開或閉上眼睛來進行這個練習；這取決於你。如果眼睛是張開的，你可以用一個比較舒適的角度朝下看著地板。

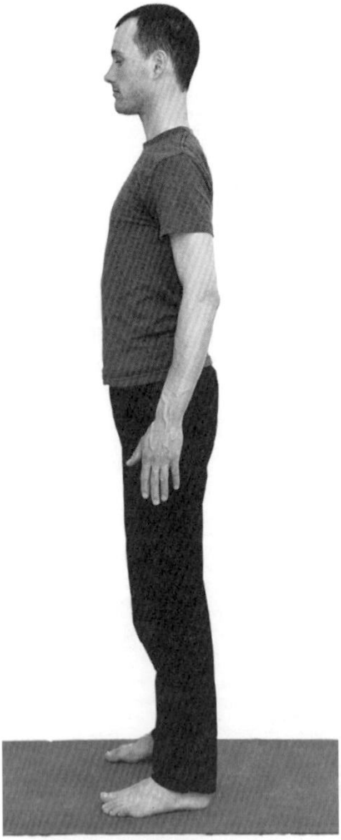

山式站姿

請竭盡所能，注意你的雙腳正站在地板上。把注意力轉移到你的腳上面，並觀察你注意到的情形。爲了更明顯感受到腳踏在地上的感覺，也許你可以做點事情，像是拍拍腳後跟，或是敲敲腳趾頭。如果有幫助的話，你也可以隨時低頭看看你的腳，注意你的腳正踏在地上。如果你願意，請花片刻檢視一下。

接下來，雙腳保持站立在地上，並將你的意識轉移到頭頂。也許你可以想像輕輕地從頭頂將自己提起，好讓身體站直。這是什麼感覺？如果你願意，請給自己片刻注意一下，當你輕輕地從頭頂將自己提起時，這種感覺是來自身體何處？

最後，雙腳站立在地上，身體自然打直，將意識轉移到你的中心點。如果有幫助的話，可以嘗試輕輕地縮緊肚臍周圍和正下方。當你漸漸沉浸在下腹部周圍的感覺，你會開始意識到，你的中心點是力量和支撐的來源。這種肌肉運動，不一定要很激烈。在這個瑜伽練習之中，肌肉的力量是屬於支撐性的力量。它是安定的力量。它是有意念、有目的的力量。如果你願意，請給自己片刻體驗一下，做爲意念與目的泉源的中心點。

11. 樹式

當你準備就緒，請將雙手合十放在胸前，並且開始將你的重心轉移到你的右腿上。如果你願意，可以將你左腳腳趾頭輕輕踏在地板上。

另一個選項是，曲左膝，輕輕地將你的左腳貼著你的右腳踝。

再一個選項則是，直接將你的左腳，貼放在右腳踝上方的小腿上。不妨花點時

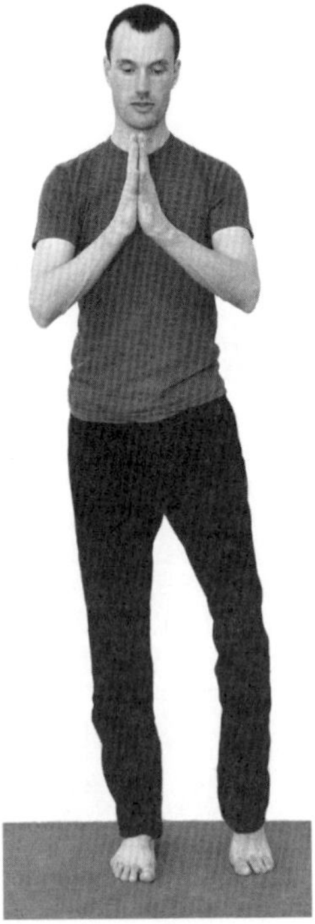

樹式

左腳趾輕輕放在地板上

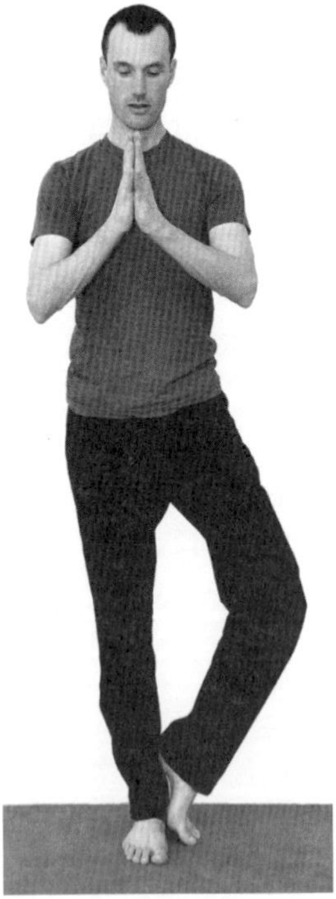

樹式

左腳輕輕貼在右腳踝上

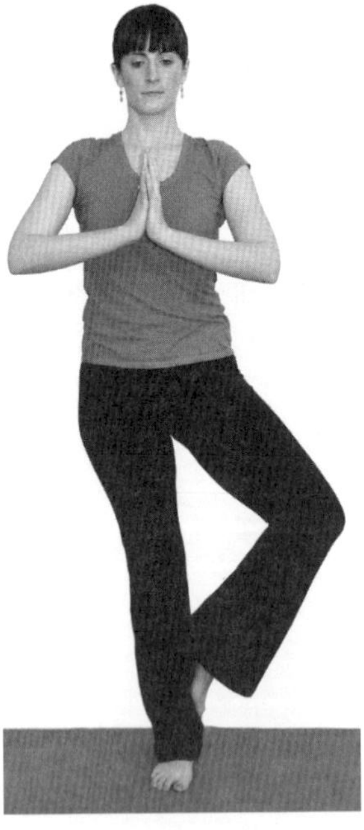

樹式

左腳貼在右腳踝上方的小腿上

間，嘗試這個姿勢。

你還可以用你的手臂，嘗試另一種姿勢。你可以繼續保持雙手合十放在胸前，或是你也可以將雙臂往兩側伸展開來。

或者，你會想要將雙臂高舉到頭頂上打開，看看這對你來說，會有什麼感覺。

不論是哪一種情況，不妨花點時間檢視所有不同的姿勢變化。你甚至也可以自己想出一些花樣。

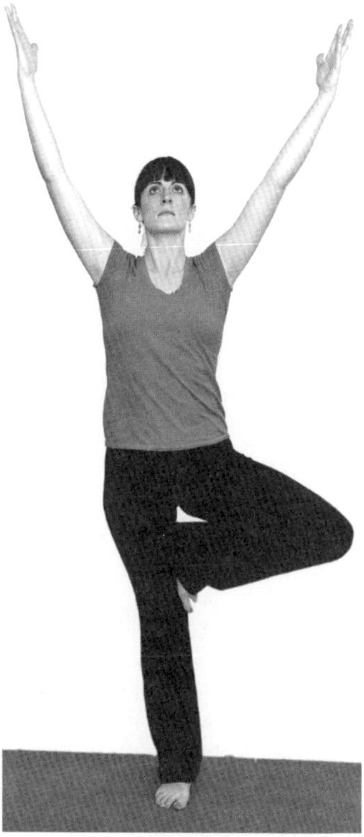

樹式
雙臂高舉到頭頂上

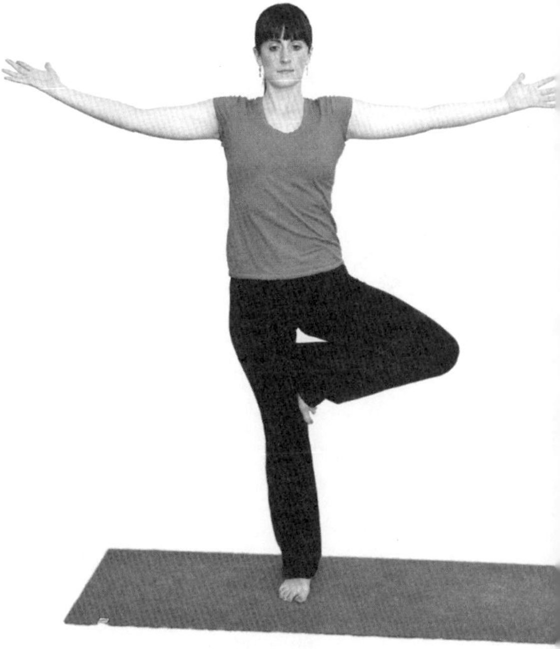

樹式
雙臂向兩側伸展

另外還需要考慮到的兩件事情是你的**視線**和**呼吸**。

視線在樹式中的作用。對某些人來說，在牆壁或地板上選定一點，並且將視線專注在這一點，可能會有幫助。你也可以嘗試將視線聚焦在你的指尖或甚至閉上眼睛。請注意這些不同的嘗試，是否會改變你對這個姿勢的體驗。這是一個客觀的實驗，如果因爲某些原因，這些嘗試沒有奏效或是會讓你感到不舒服，你可以隨時變換姿勢。這個瑜伽練習最根本的基礎，就在於承諾照顧好自己，我們鼓勵你，在練習樹式時，不要做出任何導致你疼痛或不舒服的事情。

呼吸在樹式中的作用。一般來說，在做樹式的時候，呼吸應該是很輕鬆自在的。樹式也許是一個機會，可以檢查你的呼吸，看看狀況如何。如果你是屏住呼吸，或是用不自在的方式呼吸，就要特別注意了。如果可以的話，請你稍微調整一下呼吸，幫助它輕鬆自在一些。如果你注意到，在這個姿勢或任何姿勢中，讓你感到呼吸不舒服，建議你立刻停止你正在做的動作，恢復到舒適、中立的位置，並且找找看，是否有其他的姿勢可以讓你感到呼吸舒服一些。

當你準備就緒，不妨換另一條腿來嘗試樹式。

12. 椅式

當你準備就緒，請回到山式站姿。把膝蓋放軟，做出好像正要坐到椅子裡面的樣子。接下來，將你的雙臂伸展舉高，貼近你的耳朵。

你想要將臀部坐進去多裡面，這取決於你，不過建議你要小心謹慎，慢慢來。這是一個很強烈、會用到很多肌肉力量的動作。當你將臀部坐進去時，不妨縮緊下

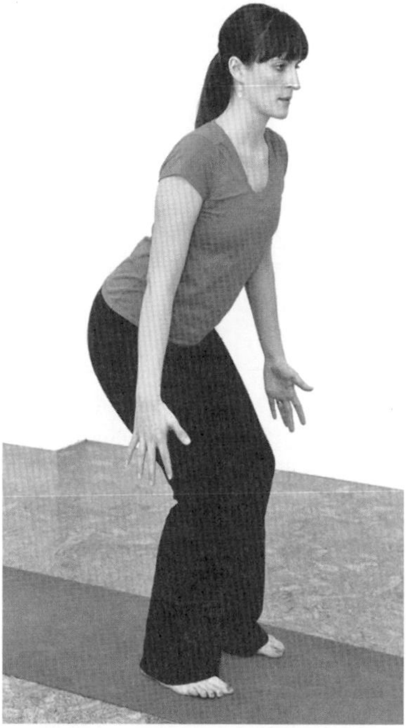

椅式　雙臂放在身體兩側

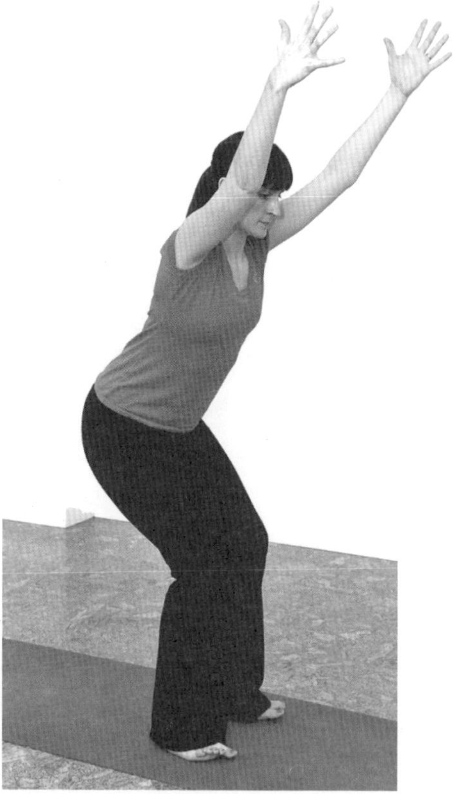

椅式　雙臂伸展

腹部，並且感受你中心點的力量和穩定性。這個核心力量會支撐你的下背部。如果你的肩膀感到絲毫不舒服，另一個選項是，將你的雙臂放在身體兩側。

在任何一種情況下，都請嘗試將你的肩膀往後拉，並將你的肩胛骨朝向背部中線縮緊。你會感覺到肩胛骨周圍和其之間的某些肌肉正在用力。隨著肩胛骨之間的肌肉被鍛練得更強壯，你的頸部也會稍微放鬆一些。如果你願意，可以嘗試將肩胛骨輕輕地往下拉，遠離耳朵，藉由這種方式，輕輕地將你的脖子拉長。不妨花點時間，注意並感受你的核心力量和腿部力量，保持呼吸輕鬆自在。請檢視一下在進行椅式練習的時候，用力和呼吸的情況。這個姿勢又稱爲閃電坐姿或猛式。當你準備就緒，請慢慢回復到山式站姿。

13. 立姿前彎

當你準備就緒，請從山式站姿慢慢往前彎。選項之一是，將你的前臂伸向大腿或是膝蓋，形成一個彎腰鞠躬的樣子。另一個選項則是，讓你的雙手自由擺放，指尖輕輕地伸向地板（如果你的指尖沒有碰觸到地板也沒關係）。

或是，如果你願意，可以用一隻手，握著另一隻手的肘部。

在任何一種情況下，我們都建議你讓雙膝保持微微彎曲。請注意你是如何站立的。如果你大部分的重量都放在後腳跟，請注意一下，若是你把一些重量往前移到腳趾頭後面，會發生什麼事？這樣的轉變會對前彎的動作造成影響嗎？如果你願意，不妨隨意搖搖頭或點

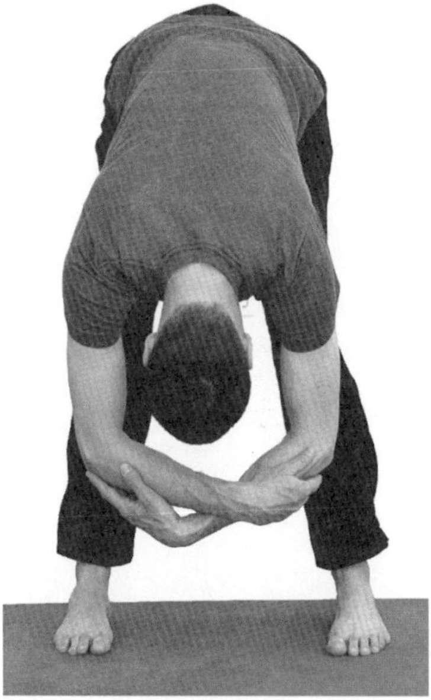

立姿前彎
手握著另一手的肘部

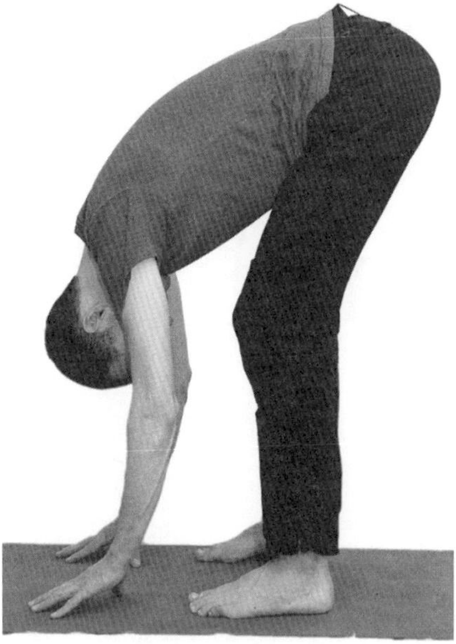

立姿前彎
雙手自由擺放

點頭，讓重力進入到你的頸部和肩膀。透過一些溫和的動作，可以加強你和重力的互動，讓重力可以對你的頸部、上背部、下背部，甚至你脊椎周圍的大肌肉都產生影響。你不妨就這樣垂掛在這裡大約半分鐘，輕鬆自在地呼吸。當你準備就緒，可以開始慢慢起身站好。當你站起來時，如果下背部感到有任何不適，可以用雙手支撐住自己的雙腿。另一個建議是，把速度放到非常慢，特別是當你感到頭暈時。在重新站回山式站姿的過程中，請你慢慢來。一旦站好了，不妨讓自己站立一會兒，就只是這樣站著和呼吸。讓自己感受片刻站著的感覺。另外一個可能的建議是，不妨給自己一點時間，喜歡怎麼站就怎麼站。讓你的姿勢和呼吸保有一些發展的空間，直到你可以隨心所欲地感受當下，感受到挺立、感受到強壯、感受到自在。

14. 肩橋式

針對這個姿勢，如果你沒有墊子或地板上沒鋪地毯，你可能需要在你的下面鋪上毛巾，好讓自己感覺舒適一些。

當你準備就緒，請躺平，將雙臂放在身體兩側，腳底平放在地板上，雙腳打開大約與臀部同寬，並保持平行。

如果你願意，請花點時間嘗試將這些位置對齊。一開始，先感受一下雙腳平放在地板上的感覺，然後再感受將雙腳打開與臀部同寬，並保持平行的感覺。你

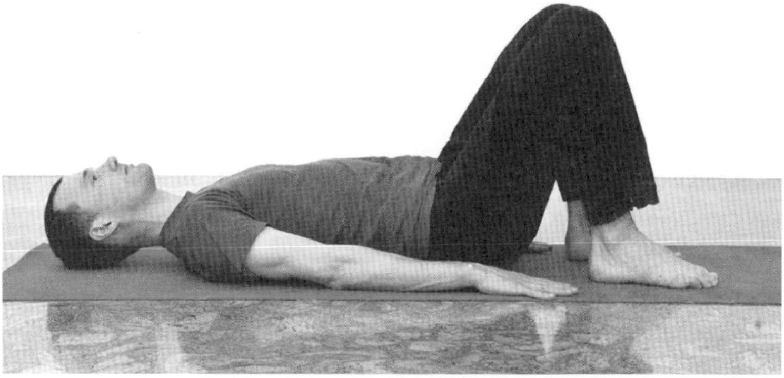

肩橋式　準備動作

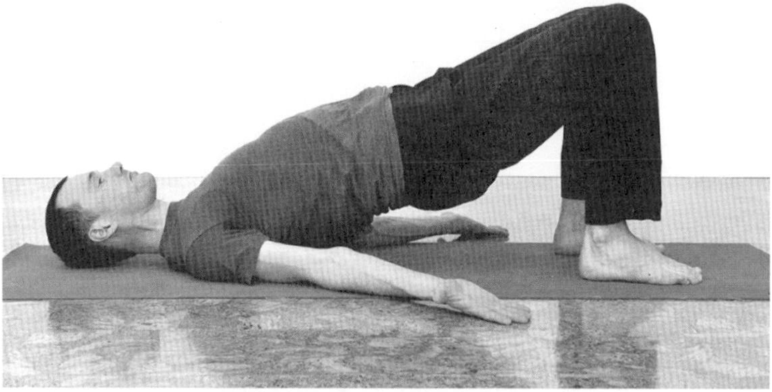

肩橋式　雙腳下壓，將臀部抬起

不需對齊到很完美。

當你準備就緒，接下來，雙腳用力壓下，抬起你的臀部。

也許你只能將臀部抬高一點點，距離地板不到幾公分。你也可以嘗試將臀部抬高到距離地板十幾公分。臀部抬高到多少都沒有關係。這只是一個嘗試。不用刻意追求達到任何一種姿勢。建議你，眞正地融入你的身體、你的感受。如果你注意到身體上有任何的不適，不論任何理由，請務必暫停練習，去改變你正在做的事情，好讓自己可以舒服一些。在你練習的過程中，你永遠都有這方面的掌控權，你可以傾聽自己的身體，並且根據你所發現的狀況做出此刻對自己最好的選擇。給自己一點時間，確認自己的呼吸可以保持順暢，下背部和膝蓋都安然無恙。

加點變化。如果你想在這裡加點變化，建議你可以將手心向上朝向天空。這麼一來，就可以將肱骨旋轉進骨臼裡，讓你比較容易將兩邊的肩膀收攏得靠近一些。請花點時間，將你的肩膀收攏靠近。隨著這個動作，你的肩胛骨將會更加穩固地向背部縮緊。你可能會感覺到在肩胛骨周圍和其之間的某些肌肉正在用力。這些是保持你上半身穩定的關鍵肌肉。當你將腳往下壓，可以將臀部抬起，但是你要將肩膀往下壓，才能將胸部稍微抬起一些。練習一段時間之後，你不需要對脊椎施加任何壓力，也許就可以讓整個脊椎抬離地面。請花點時間，將你的肩膀收攏，並感受上半身獲得支撐、力量和穩定的感覺。

關鍵的大腿肌肉。如果你想更進一步嘗試，在此提供更多細節。我們已經辨識出在肩胛骨周圍和其之間的一些肌肉，是支撐你上半身，並且讓上半身保持穩定的關鍵肌肉。同樣的，也有一些關鍵肌肉在支撐你的下半身，並保持下半身的穩定。特別是在橋式這個練習裡，你可以好好檢視一下大腿內側的肌肉。如果你將雙膝稍微朝中間靠攏，可能會注意到大腿內側的肌肉開始用力。大腿內側的肌肉可能會變得強壯活躍。大腿內側肌肉能夠支撐你的下半身、保持膝蓋穩定，是維持平衡和穩定的關鍵肌肉。如果你願意，請花點時間感受、檢視並鍛鍊你的大腿內側肌肉，並保持呼吸輕鬆自在，透過鼻子或嘴巴呼吸都可以。當你準備就緒，慢慢將臀部放下，並將薦骨（就在你的腰部下方）往下平放到地板上。

15. 全身伸展

如果你願意，請躺平將雙腿舒服地往前伸展。

到目前為止，也許這樣就夠了，但你也不妨將雙臂伸展到頭頂上，讓指尖朝後指。

你不用直接指向正後方，你可以慢慢從不同的角度探索。特別是當你感到下背部有任何疼痛或緊繃時，不妨將雙臂放到身體兩側，看看這樣是否可以稍微減輕背部的負擔。

將雙臂往頭頂伸展到某個程度，也許需要更強壯的腹部力量才行。如果有幫助的話，你可以將下腹部稍微縮緊，注意並鍛鍊核心肌群的力量。不妨檢視身體伸長的感覺。把自己拉得更長的一種方法，就是動動手指和腳趾，你可以透過手指頭和腳趾頭、透過手指和腳趾之間的空間，嘗試將身體拉長。不妨花點時間，嘗試將身體拉長，並保持呼吸順暢。當你在此刻呼吸的時候，也許你甚至能夠感受到手指尖和腳趾尖之間有種相連一氣的感覺。當你準備就緒，請將你的雙臂張開，雙膝併攏。

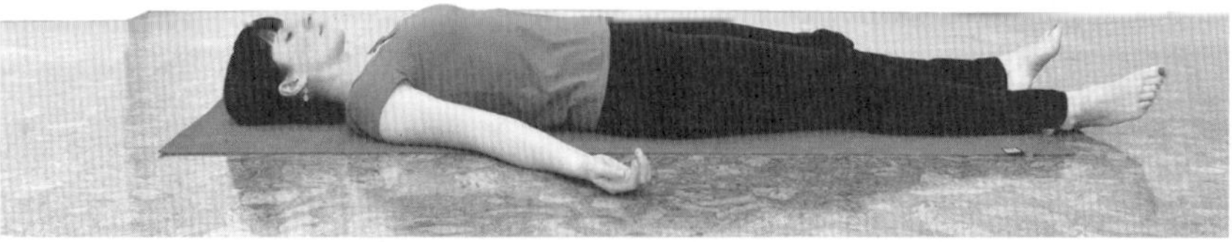

全身伸展　雙腿伸展開來

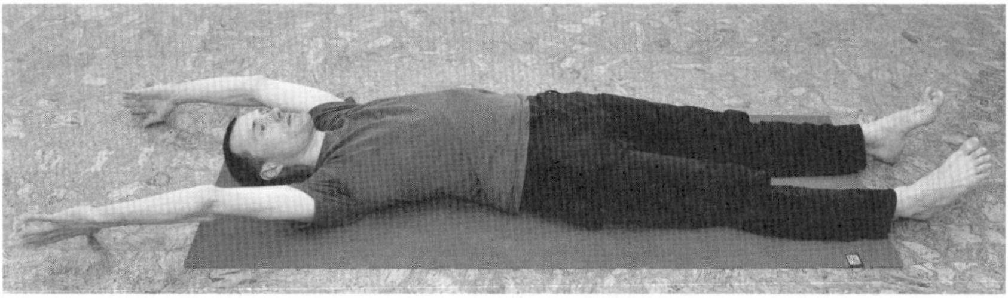

全身伸展　雙腿和雙臂伸展開來

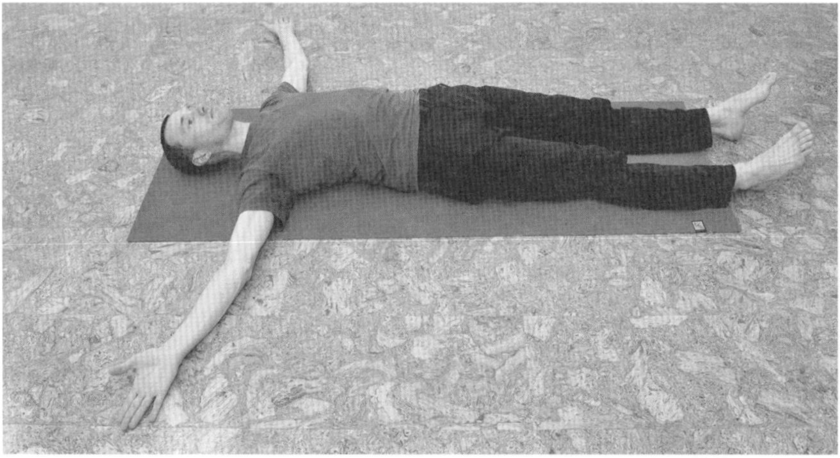

全身伸展　雙腿伸展開來，雙臂放在身體兩側

16. 抱膝式

這個姿勢是和全身伸展搭配的動作。現在，請嘗試抱住全身，溫和但確實地將身體收攏進來。你可以將雙膝朝胸口或朝向肩膀收攏；這取決於你。你也可以控制擁抱的強度。可以輕柔，也可以堅定。不妨花點時間嘗試這些不同的變化，並隨時確保呼吸輕鬆自在。

加點變化。如果你願意，不妨輕輕地將雙膝晃向一邊，並將下巴晃向另一邊。這個動作可以做得很輕微，也可以做得很明顯。如果這個動作讓你感到不舒服，不管任何原因，你可以隨時停止，並以正常的方式呼吸。如果你願意，不妨探索這種姿勢片刻。當你準備就緒，請轉向同一側，並輕輕地起身坐好。

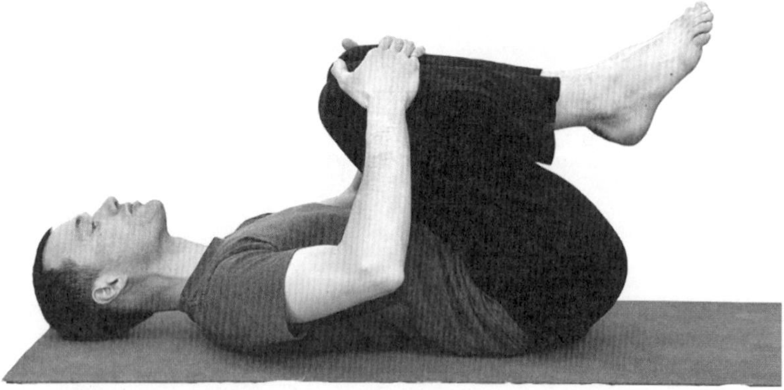

抱膝式

17. 船式

當你開始感受到核心肌群是身體穩定和支撐力的來源，花點時間專注在核心肌群的力度和強度可能會很有趣。從坐姿開始，將兩隻腳平放在地板上。你的雙手可以有幾種不同的擺放方

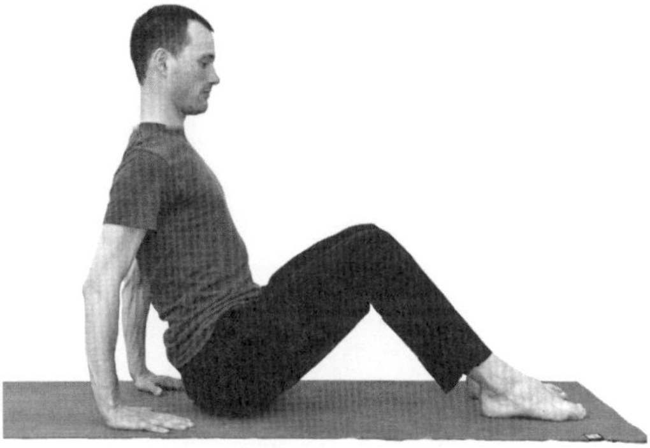

船式　雙手放在身體後面的地板上

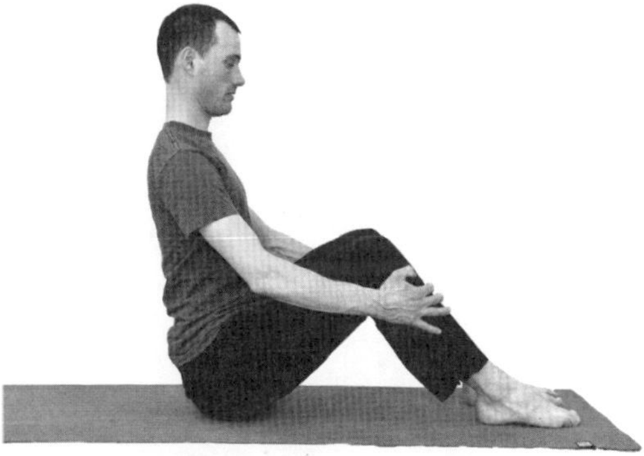

船式　雙手放在小腿上

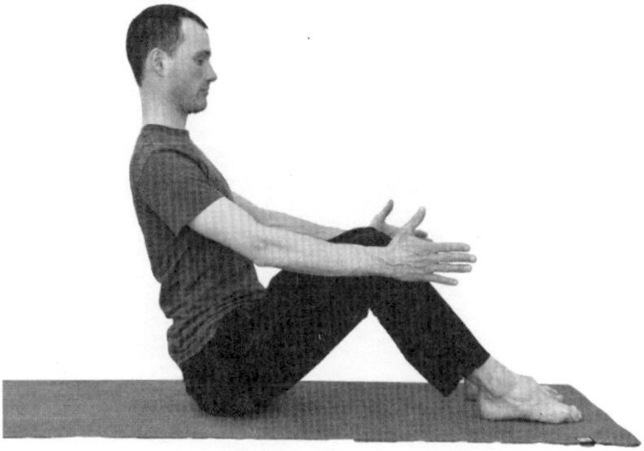

船式　雙臂放在身體兩側，手掌彼此相對

式。這裡有三個選項：你可以將雙手放在臀部後方五至十公分。另一個選項，是將雙手放在你的小腿上。第三個選項，是將你的雙臂放在身體兩側，手掌彼此相對。

請注意大腿和上半身之間的空間，稍微向後傾可能會很有趣。從你現在的位置向後傾斜一點點，用你核心肌群和下腹部的肌肉抓住自己。嘗試將你的下腹部縮緊或收進來，這可以幫助你感受到核心肌群的力量。同時，請保呼吸輕鬆自在。事實上，你

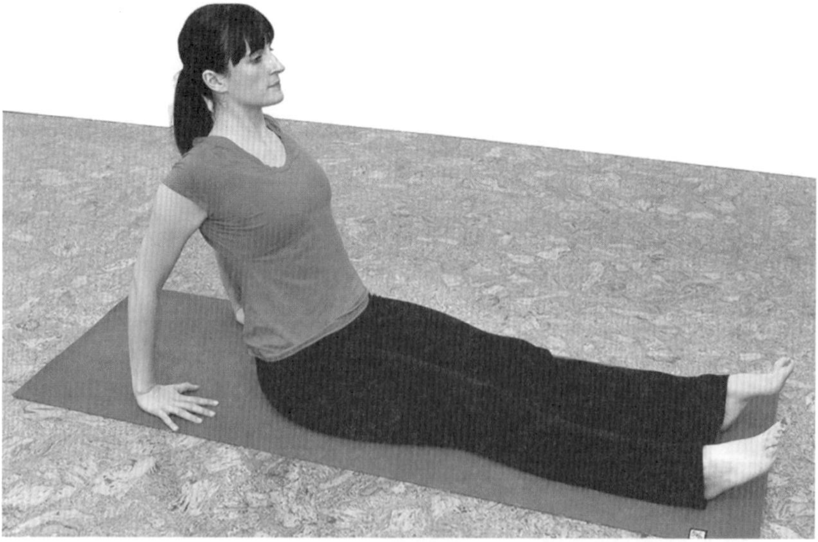

船式

雙手放在身體後的地板上，雙腿向前伸展

甚至可以嘗試**增加一點呼吸**：基本上只要在吸氣和吐氣的時候，都做得更深入一些即可。並請觀察看看，在這個姿勢中，比平常呼吸得稍微深入一些，感覺如何。你的呼吸會影響到你在這個姿勢中的感受嗎？你的呼吸有助於支撐這個姿勢嗎？在肌肉用力的過程中，呼吸可以助你一臂之力，讓你不用那麼辛苦費力，感到輕鬆一些嗎？你不妨花點時間探索在船式練習中所做的動作。

當你準備就緒，請將雙手放在身體後面，並且將雙腳從地板上抬起。這可能會用到肌肉更多的力量，建議你慢慢來；除此之外，如果你願意，當你準備就緒，你也可以將雙手放在身體後面的地板上，並向前伸展雙腿。你可以保持這個姿勢，輕鬆自在地呼吸三到五次。

請確保你可以自在地呼吸。**有時候我們可能爲了勉強做出某個姿勢而憋住了呼吸**。檢查一下，看看自己是否能自在地呼吸。建議你優先考慮呼吸，放棄某個姿勢或姿勢的變體，以確保自己可以自由地呼吸。

18. 坐姿前彎／臀部伸展

一開始先將雙腿向前伸展，當你準備就緒，請將一條腿輕輕彎曲。如果你願意，可以在彎曲的那條腿下面放一塊瑜伽磚、一條毯子或幾條毛巾做爲支撐。

是否要在膝蓋下面放支撐物是可選擇的，你不妨試試看。也許你會發現什麼都不放最舒服。不妨花點時間檢視一下。

當你準備就緒，請進一步考慮這個姿勢的其他選項。對某

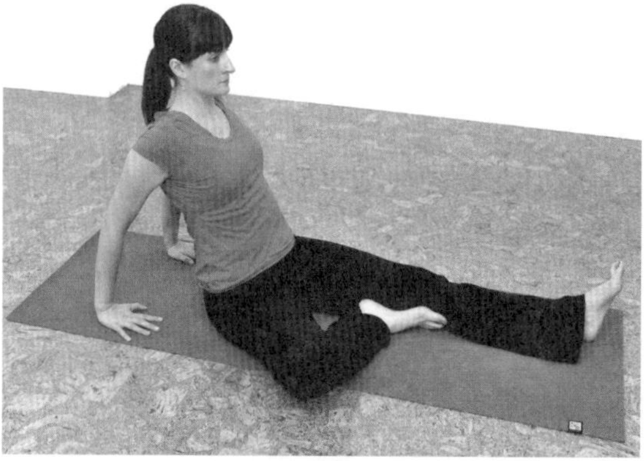

坐姿前彎　將一條腿輕輕彎曲

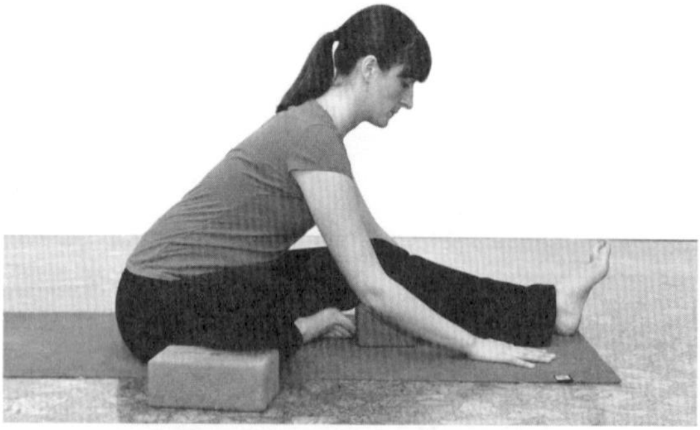

坐姿前彎　使用輔具做爲支撐

些人來說，將雙手放在臀部後面五至十公分，並且稍微向後倚靠，可能會比較舒服。對某些人來說，在中間坐直可能最好。而對某些人來說，向前延伸到某個程度，會感覺不錯。

如果你選擇向前傾，建議你，請將伸直的那條腿，膝蓋放軟，並稍微彎曲，以避免對關節造成任何不必要的壓力。你往前彎多少都沒有關係。既然是一個嘗試，你也許會想要看看，由

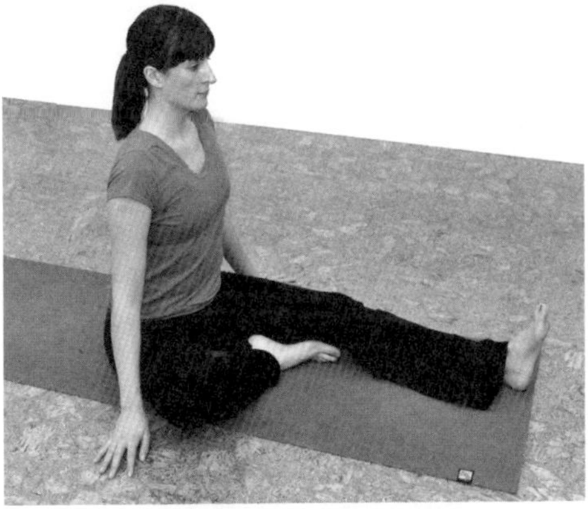

坐姿前彎　在中間坐直

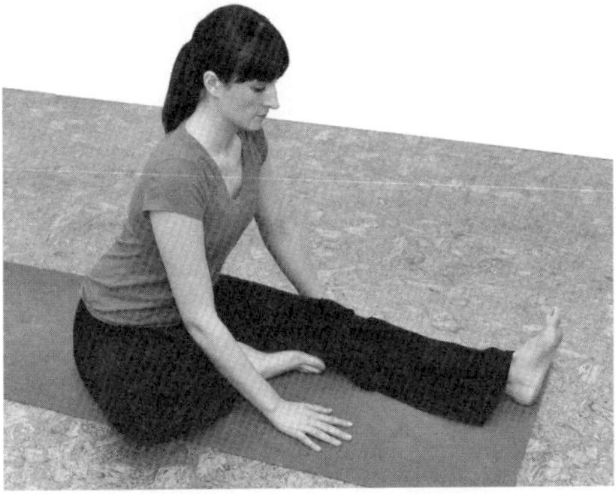

坐姿前彎　向前延伸

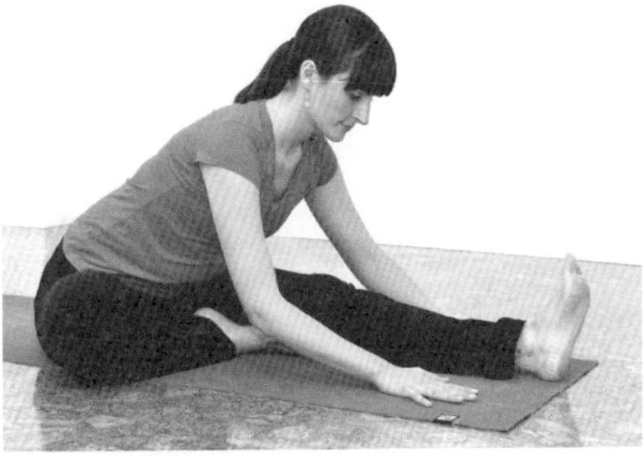

坐姿前彎　向前延伸更多一些

胸部來引導動作會有什麼感覺，也就是說，讓胸部先往前延伸，所以你可以在這個姿勢中保持身體打直。在這個姿勢中，至少有兩種往前彎的方法。一種是將身體彎曲，基本上就是將身體往前彎下。另外一種方法是透過延伸，也就是讓身體保持「打直」，由胸部來帶領動作。

雖然本書建議傾向採取延伸的變體，不過這也許是一個讓你自己實驗的好機會。只要動作溫和些，不妨兩種變體都試一試，看看哪一種比較適合你。在這個瑜伽練習中，「對」或「錯」都無關道德。一個姿勢的某種變體，未必會比另一種更具有道德價值。它們只是供你探索的選項，

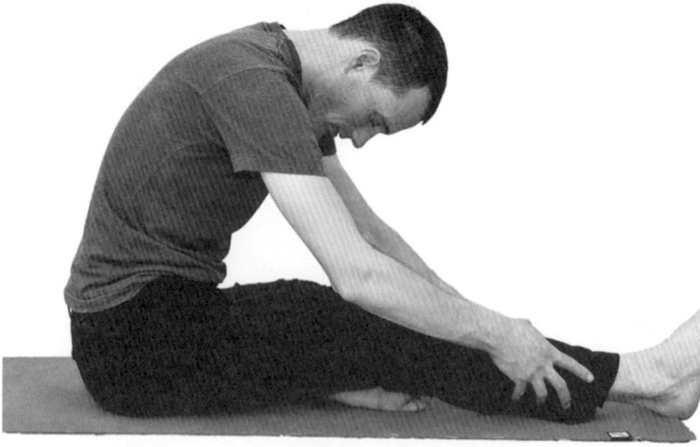

坐姿前彎　向前彎曲

並且取決於你。如果你得出的結論是採取彎曲背部的方式較好，這也很好。像這樣信賴你的身體是妥當的。

在這個姿勢中，你還可以進一步做些檢視，也許你可以探索一下，當你將背部往前彎的時候，呼吸是否能保持順暢。有沒有在哪一個點上讓你感到呼吸不舒服，甚至感到壓迫？這個姿勢也許是一個機會，可以讓你開始去檢視，什麼對你比較可行，什麼感覺身體會覺得比較對勁兒。你不妨一邊嘗試，一邊學會傾聽自己的身體。

這本書鼓勵你，做出對自己慈悲的選擇。如果彎曲背部感覺好一點，那麼這樣做就是慈悲的選擇。選擇也可能隨著時間而改變。經過一段時期的練習，也許你會發現將身體往前延伸感覺比較好，那麼，這樣做就成了慈悲的選擇。這本書的目的在鼓勵你爲自己做出慈悲的選擇，根據的是你的身體感覺對不對勁，而不是進行這種姿勢的某種嚴格規定。不妨給自己一點時間進行這個練習，並保持呼吸輕鬆自在。當你準備就緒，請換另一邊，重複這個練習。一旦你兩邊都練習過了，不妨恢復到舒適的坐姿。

19. 仰臥扭轉

當你準備就緒，請躺下，將雙腳放平在地板上，雙腳打開大約與臀部同寬，手臂像翅膀一樣放在身體兩側。

順著你自己的步調，溫和地將兩隻膝蓋舒服地擺放到同一側。不妨在這裡暫停一會兒，並調整一下呼吸。看看你兩邊的肩膀是否能保持平放在地板上。請注意保

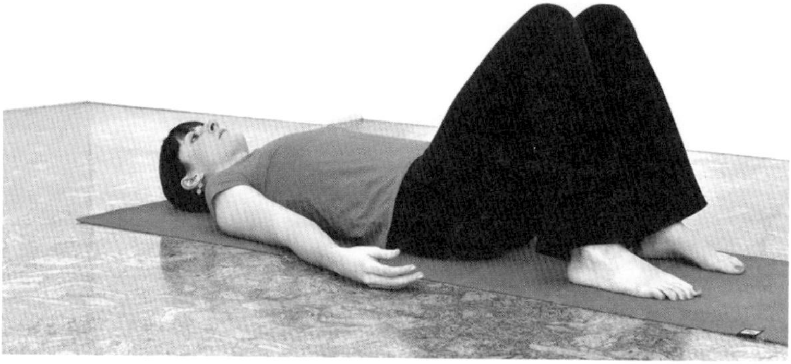

仰臥扭轉　預備動作

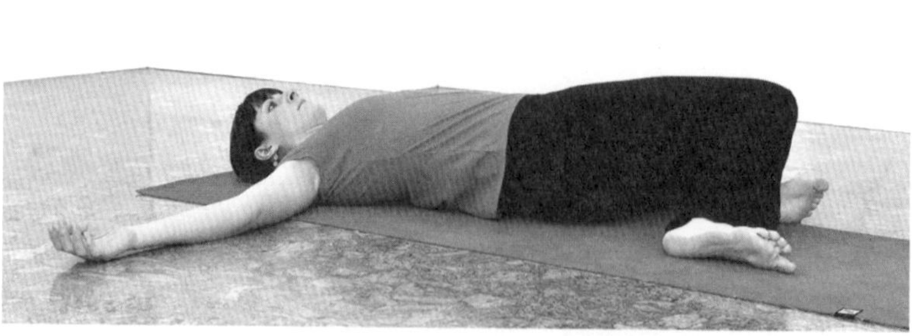

仰臥扭轉　預備動作，溫和地將兩隻膝蓋擺放到同一側

持上背部和兩邊肩膀的穩定和舒適，並且確保它們穩固地平放在地板上。從某個意義來看，這個扭轉動作可以呈現出你兩邊肩膀周圍的穩定性和安全性。呼吸幾次之後，不妨換邊進行。你可能會想要兩邊來回多做幾次。不妨給自己一點時間，藉由扭轉脊椎周圍，探索你的呼吸。當你準備就緒，請回到中間的位置，保持腳底平放在地板上。

20. 最後休息式

當你準備就緒，請找到一個可以讓自己休息片刻的姿勢。也許是將雙臂和雙腿舒服地伸展開來。

你也可以將雙臂交叉，如果這樣感覺更舒服的話。事實上，任何一種你覺得舒服的姿勢都可以，包括側躺或是坐著。請花點時間嘗試不同的選項。你也可以隨意閉上眼睛或張開眼睛。

當你準備就緒，如果你手邊有個鬧鐘，不妨設定爲一分鐘。設定鬧鐘只是在幫助你對一分鐘有個感覺。你隨時可以嘗試更長一點的時間，但不需要認爲這個練習需要很長的一段時間。

最重要的是，給自己一點空間。在這片刻，你只需要單純地**存在**就夠了。在這片刻，你不需要對任何人做任何解釋。在這片刻，你不需要特別去促使任何事情發生。你是全然清醒地活在當下，但是你什麼也不用做。請讓這休息的片刻，完完全全只屬於你。

結束你的練習

如果你願意，大約在一分鐘之後，請慢慢地加深你的呼吸。試著做幾次稍微深一點的呼吸。緩緩地動一動你的腳

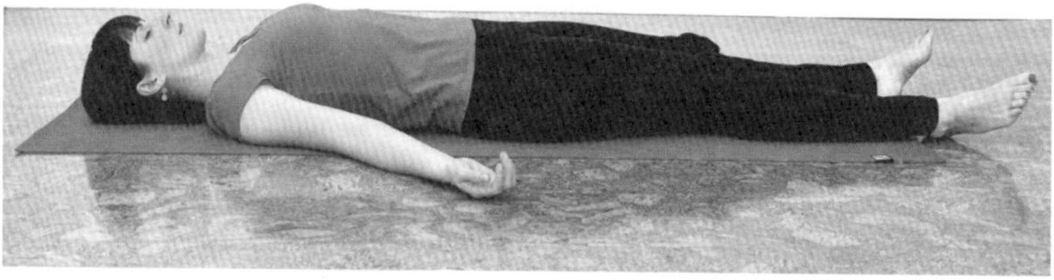

最後休息式　雙手雙腿舒服地伸展

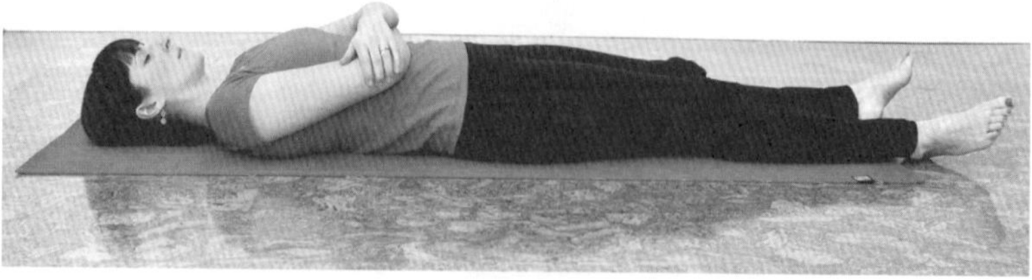

最後休息式　雙臂交叉，雙腿伸展

趾頭和手指頭，或任何你喜歡的其他溫和動作。當你準備就緒，請彎曲你的雙膝，轉向身體的一側，從這一側，依照你自己的速度，起身坐好打直。你不妨用雙手來幫助起身。移動的時候，請順應自己的節奏，最後以坐姿結束練習。一旦你坐直了，不妨暫停一下。如果你注意到身體有任何的緊繃或壓力，也許你會知道可以用某些方式動一動，幫助你釋放這些壓力。請注意一下，你是如何透過這種方式來傾聽身體。最後，如果你的眼睛是閉上的，請慢慢張開雙眼，環顧四周。注意一下，你身在何處。你現在身體裡感覺如何。你追求健康與幸福的這番用心，引領你來做了今天的瑜伽練習，但願這分用心，能讓你獲益良多，使你得到真正的健康與幸福。

6

給臨床心理師

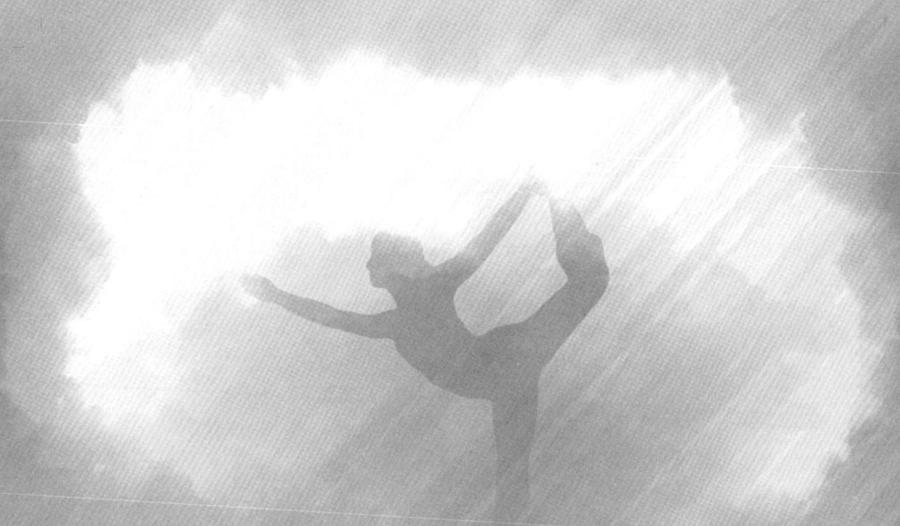

將瑜伽策略融入診間的治療

長期與我合作過的患者，都明確表示願意「利用他們的身體」來療癒自己。透過治療，他們已經發展出較強的自我意識、自尊心和洞察力，許多人因此得以更進一步了解身心之間的關係。

——將瑜伽融入治療工作的治療師A

對於曾經在這一生之中經歷過任何創傷的患者來說，支持他們單純地去注意到他們擁有身體、善待他們的身體，並且將一些練習融入到治療之中，幫助他們和身體建立健康的關係，都是治療創傷不可或缺的一部分，因爲身體可以「承受住」創傷。我發現在安全舒適的空間中引入這種治療，患者往往都願意也有能力接受身心之間的關係，並且去滋養它。

這些患者在經歷過創傷之後，還願意採取行動照顧自己的身心，身爲一名臨床心理師，能夠和這樣的患者一起努力，讓我感到非常有意義而且興奮。

——將瑜伽融入治療工作的治療師B

以瑜伽爲基礎的練習，可以透過很多種方法融入治療過程中。雖然這些主題對瑜伽練習者和瑜伽老師都有幫助（有些內容跟這本書的其他章節類似），然而我們希望本章亦可以提供治療師一個概念架構，幫助他們了解爲何以及如何，將創傷感知瑜伽融入到治療工作裡。

將瑜伽練習融入治療裡，是一個非常變動不居、而且可以隨時調整的過程，有許多不同的選項。例如：你和患者可以一起決定專注在一個練習上，並且將它融入在連續幾次的會談中，或是你們也可以決定嘗試幾種不同的練習。你們可以決定在每次的會談中，都以瑜伽練習開始和結束。或是你也可以將瑜伽策略融入到會談中，做爲練習自我覺察或情感調節的方法。儘管有這麼多彈性，將瑜伽融入治療，仍然有一些常用的「最佳做法」。在你開始之前，我們想針對將瑜伽介入措施引進診間提供一些建議：

- 對於協助者來說，有親身練習瑜伽的經驗通常會有幫助。參加瑜伽課程或藉助影片指導在家練習瑜伽，會提供你和患者在即將關注到的內在狀態第一手的經驗，也有助於你了解，練習者在學習一個瑜伽動作時可能會感到的焦慮，以及瑜伽老師可能會掉入的一些陷阱。
- 建議你先閱讀過這些練習，再將它們傳授給其他人。更好的是，你可以先挑出一些親自練習。然後嘗試協助你的同事、家人和朋友一起來練習。盡可能地多多練習，以增加你對這些練習的舒適度。請利用書裡提供的練習腳本，並且大聲說出這些台詞。你也許會想要改變一些說話的方式，好讓感覺更自然一些。請視需要修改，不用客氣。
- 身爲一位協助者，你需要建立自己的「瑜伽聲音」，包括：找到解說的步調、平穩的聲音品質。一般而言，建議你採用一種緩慢、有條不紊的解說方式，保持聲音輕柔而清晰。你不妨將腳本中的每個句點，都視爲是一次暫停的機會，讓自己輕鬆自在地呼吸一到三次。最後，請根據自己最舒服放鬆的呼吸模式，設定你自己的教學節奏。

- 在協助練習時，建議你和患者一起參與練習。透過一起練習，你可以經由自己實際的體驗得到回饋，如此一來，你可以提供的幫助，就不再僅限於紙上談兵，而是更具體且發自於內在感覺的經驗。與其採取規範性的做法（「你試試看這個，我會在一旁觀察結果」），瑜伽更可以成爲一種共享的經驗，這可以強化治療師和患者之間的聯繫。用心地與患者「同在一起」，並且慢慢地引導他們，告訴他們如何一步一步地進行練習。例如：如果你的患者在進行呼吸練習時，呼吸又急又淺，請想辦法搭配他們的步調，並且引導患者，逐漸地將呼吸放慢、加深。針對相關的教學技巧，你不妨參照第七章所介紹的「倒數計時」，這一章專門在介紹創傷感知瑜伽的教學核心元素。
- 參與了患者的瑜伽練習之後，建議你花點時詳細問詢問患者的感受，這樣可以讓瑜伽成爲治療過程的一部分。有些瑜伽練習可能會觸及到一些應該由臨床專業處理的議題。例如：在使用瑜伽爲介入措施時，患者可能會經歷情緒或記憶上的觸發反應。你的患者很可能會提供你重要的反饋，這有助於讓瑜伽練習發揮更大的效益。請善用你全部的治療訓練和直覺去傾聽和回應。

• 患者也許會發現某些特定的練習，他們也可以在診間之外練習，這會成為他們日常生活中的資源。你不妨多多鼓勵他們，在兩次會談之間，進行這些練習，以鞏固他們的學習。

在任何一種類型的療法之中，治療師的自我覺察和自我保健都是非常重要的組成要素，包括知道什麼時候該花幾分鐘伸展一下，或是在兩個會談之間小歇片刻，也包括知道自己目前有多少病患需要照料，你的工作對你的情緒所造成的影響，以及尋求指導和諮商的必要。而特別重要的是，在進行以身體為基礎的療法時，治療師的自我覺察同時包括了：身體的領域、認知的領域和情緒的領域。也就是說，你能不能覺察到，一天累積下來，你的肌肉會變得很緊繃嗎？你會感到精疲力盡嗎？你會感到與自己的身體脫節嗎？在開始考慮診間可能會用到哪些介入措施之前，請花幾分鐘了解自己目前的狀況，並且在身體上跟自己保持連結。你可以利用治療病患的空檔，進行以下這類型的練習，以確保你能完全進入當下的狀況，並且保持完整的自我覺察。

肩膀轉動練習——自我覺察和壓力釋放

如果你願意，請在此暫停片刻，放下你正在進行的閱讀。這個練習的目的，是希望找出什麼對你最合適，不論你是坐著、站著，還是躺著。請花點時間為自己找出一個合適的方向。不論你是站著或是坐著，請和你周圍的空間互動片刻。也許一些非常輕微的運動就可以了。這些運動也許幾乎覺察不到；也可能大一些。請感覺你周圍的空間，以及你的身體和這個空間的關係。不妨給自己一點時間，在此感受一會兒。當你準備就緒，請進入靜止狀態。依照你自己的步調，開始用兩邊的肩膀畫圈。從同一個方向開始，開始去感受你肩膀周圍的空間。這些圓圈可以小到幾乎覺察不到。也可以大一些。不論哪一種狀況，給自己一點時間探索你的肩膀可以如何轉動。如果你願意，不妨從反方向畫圓圈幾遍。你運動的時候，呼吸要保持輕鬆自在。你不妨維持在這個動作，或是，如果你願意，也可以添加一點變化，將你的指尖放在肩膀上，現在，請用你肘部的頂端畫圈。這會動用到從你的胸骨和鎖骨延伸到你肩膀頂端（手臂骨頭頂端）的一些肌肉。不妨給自己一點時間，在此嘗試做一些運動。當你準備就緒，請溫和地回到靜止狀態，回到中間，並且享受片刻的呼吸。

將瑜伽介入措施與目標搭配

你可以根據每個人獨特的挑戰和目標來挑選特定的瑜伽姿勢。二〇〇頁的表格列出一些主要在椅子上進行的瑜伽姿勢可供選擇，這些姿勢可用於診間治療，也可在家自行練習。每一種姿勢都和某個獨特的挑戰或目標連結在一起。這張表格並非全面性的，它只代表了一系列的例子。不同的人，針對每個大致的目標，對某些不同的姿勢會產生共鳴。你的挑戰在於決定要採用哪些特定的姿勢、呼吸練習和練習指導，才能對每個人產生效益！

在接下來的這一節，我們會探索一些創傷治療的共同目標。我們會將這裡的每一個目標和可以用來達成特定目標的瑜伽練習連結在一起。其中的一些目標包括：爲當下創造出一個焦點；培養正念技巧；建立好奇心並培養對感覺的忍受度；改變個人與自己身體的關係；回歸中心；根植大地；建立情感調節技巧；練習選擇；整合經驗；加強信心；建立與他人的連結。

注意事項：這裡大部分的練習都是在椅子上進行的。你必須考慮到椅子的方向。如果兩個人是在同一個房間，建議你將椅子擺到恰當的位置，好讓你們兩個人不會面對面、頭碰頭。如果你們有人決定要張開眼睛練習，被對方直視著臉部或身體，可能會變得不舒服。建議你，將椅子擺到恰當的位置，好讓每個人都可以張開眼睛，並且看著房子裡一個比較中性的位置（像是地板或牆壁）。

將瑜伽策略與介入措施目標互相搭配

挑戰	目標	椅式為主的瑜伽姿勢
感覺凍結、僵硬、執著（囤積、受限制）	放手	前彎
焦慮、緊張、疼痛	減輕過度反應	頸部旋轉、比例呼吸、腹式呼吸
孤立	建立關係	鏡像正念整合運動、團體練習
防禦心強、避免親密關係	打開界線	太陽呼吸
解離	根植大地	山式、注意腳踏在地上
感覺不平衡、有衝突感	回歸中心	坐姿扭轉、坐姿三角式、坐姿鷹式、平衡運動、意識回歸核心
情緒崩潰、不設防	控制	嬰兒式（改編版）
被困住、無法做出決定或採取行動、無法保護自己	解除凍結狀態、重新組織積極的防禦	以運動為基礎的姿勢
身體解離、情緒麻木	意識到身體	任何正念練習
再度上演受害情節、感覺再度受害	畫出界線	感受身體、創造生理界線
感到無助、權力被剝奪	賦權（感覺到核心力量）	延伸脊椎、抬腿、採取站姿
情緒麻木或關閉、能量低	減輕反應不足	活躍的姿勢（站著進行）、呼吸療法

為當下創造出一個焦點

在最近這兩堂課，我感覺更難專注於當下……。或者也許是因為，我更常注意到我並沒有活在當下。

——創傷中心的瑜伽學員

許多創傷倖存者，對未來產生過度的恐懼和焦慮。他們也經常因爲被觸發，而被帶回過去。瑜伽專注於當下的特點，能夠激勵大家活在當下。請考慮嘗試以下的練習，爲當下創造出一個焦點。也許你可以和患者暢談活在當下的建議。也許你也可以跟他們討論實踐活在當下的策略。但是，終究，如果你只是在紙上談兵，一切都不過是空有理論。協助創傷倖存者，只著重在理論和談話是不夠的。讓我們現在就來練習活在當下，就在此地，就在此刻。

活在當下——請注意你的腳正踏在地上

如果你願意，不妨脫下鞋子（這也許可以讓這個練習獲得更感官性的體驗）。當你準備就緒，請將雙腳平放在地板上。全心全意地去感受你的腳正在與地面接觸。也許你可以做點什麼，幫助你注意到腳正踏在地上。你可以嘗試拍拍後腳跟。動動腳趾頭。不妨花點時間去感受腳正踏在地板上。這種感覺可能一閃即逝。我們鼓勵你，停駐在這一閃即逝的感覺中，並注意它們；當你注意到腳正踏在地板上，請細細品嘗這個時刻。也許是腳的某個部位，讓你注意到腳和地板的接觸。當你試著注意腳與地板的接觸時，請偶爾暫停一下，呼吸幾次。

請注意：這個練習可以站著或坐著進行。如果是站著進行，你也可以試著感覺腳是和地板如何互動，以支撐你的站姿。

培養正念技巧

瑜伽也有助於提升自我覺察，包括：思想、感覺和身體反應。這種內感受性覺察的提升，能夠幫助我們重建與身體的連結，以及與自我感的連結。關於創傷感知瑜伽，我們發現，如果有清楚的指導，並且是在身體導向的情況下進行，正念練習①的效果最爲成功。與其要求大家覺察自己的思想、感覺或甚至周遭環境的景象、聲音、氣味，我們建議採取類似以下的練習。

培養正念——用鼻子呼吸

請注意：根據我們的主觀經驗，我們的許多患者都習慣用嘴巴呼吸，很顯然地，他們使用的是次要的呼吸肌肉。更多有關呼吸練習的說明，請詳見二二二頁。

當你準備就緒，請開始注意你的呼吸。你可以張開眼睛或閉上眼睛，這取決於你。如果你願意，你可以嘗試用鼻子吸氣和吐氣。對於習慣用嘴巴呼吸的人來說，用鼻子呼吸可以說是一種練習。如果你決定嘗試用鼻子呼吸，請明白，當你感到不舒服，不論任何理由，你永遠都可以用嘴巴呼吸。請暫停片刻，嘗試用鼻子呼吸幾回，然後，如果你願意，改成用嘴巴呼吸。你有注意到任何不一樣嗎?你有注意到哪一種呼吸方式比另一種舒服嗎？如果有，請保持注意。如果沒有，也沒關係。當你準備就緒，請回復到你自然的呼吸。

如果你要將這個練習引進診間，不妨自己嘗試做做看，了解這個體驗是什麼樣的感覺。也請同時注意一下，你是否出現任何不舒服或是帶有自我判斷的跡象，然後再回到這個練習。盡量以一種好奇、不帶任何價值判斷的立場，全面體驗這個練習的各個面向。

建立好奇心並培養對感覺的忍受度

「痛苦耐受度」②指的是處理身體和情緒不舒適狀態的能力，其重要面向在於放下我們對這些狀態的成見。好奇心有助於創造情緒上的距離，在這種情況之下，人們能夠「只去注意」自己的內在狀態，而不會採取立即的行動企圖去改變這些狀態。而創傷感知瑜伽即提供了具體的做法，幫助培養不帶偏見、不需要改變任何事情的純然好奇心。

我們會用到的方法之一是使用**詢問式的語言**，會用到諸如：「注意」、「檢視」、「嘗試」、「好奇」等字眼。在爲個人進行心理治療的情況下，想要發展患者對感覺的忍受度，有個重要的元素，就是幫助患者對於在瑜伽練習中出現的內在狀態和感覺，能夠培養出辨識、標籤、溝通的能力。創造出一種可以描述我們內在狀態的語言，可以幫助我們了解與釐清我們之所以會有這些反應的前因後果，且往往使得令人無法忍受的經驗，變得可以去應付。能夠溝通我們的內在感受，我們就能夠尋求協助來幫忙處理我們的反應，並且能夠清楚地向他人表達自己的想望與需求。藉由這些方式，我們得以照顧好自己。

我們也希望幫助患者培養自己的主體感，對於種種的反應能夠有掌控的能力。如果我們意識到對於自己的體驗，我們可以有一些選擇權，那麼往往會變得比較可以忍受不舒服的感覺或情緒。將瑜伽練習融入到治療，爲患者提供了可能性，讓他們可以不帶偏見地去體驗內在狀態；而在同時，他們也會學習到，如果事情變得痛苦難忍，他們也可以改變正在進行的事情，以減少痛苦。

我們的目標是爲創傷倖存者提供安全的機會，透過溫和的瑜伽挑戰自己，並且藉由這樣的行動，改變他們和自己身體的關係。我們努力地想在接受內在感覺和情緒，以及被賦予權力的感覺之間創造出一種平衡，因爲前者可以提供我們有用的訊息，後者則能夠爲我們的生活創造改變。我們愈能夠協助倖存者傾聽自己的身體，並辨識出某個瑜伽練習在什麼時候會造成疼痛、引發瞬間經歷其境的反應，或是活化解離反應機制，就愈能夠賦予倖存者能力做出調整，來減輕他們身體的不適，或重建安全感、選擇感與自我掌控感。如此一來，在他們創傷復原的整個過程中，就能夠更有效地運用瑜伽做爲療癒的機制。

建立好奇心的練習

如果你願意，輕輕地將你的左耳朝向左肩往下壓。請刻意放輕放慢這個動作、這個姿勢，慢到足以讓你有機會注意到任何浮現的感覺。舉例來說，你可能會注意到頸部右側的感覺。這種感覺是因肌肉的伸展所引起。如果你感覺到有任何一點點的不舒服，隨都可以把頭抬起，轉回到中間，以減輕不舒服的感覺。你甚至可以練習將頭輕輕抬起，就像個實驗。你注意到了什麼？根據頭部角度的變化，你會感覺到有什麼改變嗎？不妨在這一側暫停片刻，做幾次呼吸，好好地檢視其中的感覺。當你準備就緒，輕輕地轉回中間的位置（頭位於中間），如果你願意，可以換另一邊練習。

改變和身體的關係

在上課幾天之後，我覺察到我真的有一個身體。

——創傷中心的瑜伽學員

創傷感知瑜伽可以幫助大家善待自己的身體。瑜伽可以創造出更寬容、更溫和的方式，來與身體產生連結。瑜伽教導我們避免關掉身體的反應，或是避免把身體逼到無法忍受的極限；取而代之的，瑜伽教導我們透過最佳的「容忍之窗」（window of tolerance）與自己的身體連結③。容忍之窗很個人化、而且範圍不定，指的是可控制的情感、身體和認知的喚起。過度喚起是一種強烈的情緒體驗，超出容忍之窗的範圍；然而麻木和解離，則是關閉或缺乏情緒體驗，也在容忍之窗之外。每個人都有其獨特的容忍之窗。重要的是，這個窗口可以隨時間縮小或放大，可以跨越不同的情境，或是對造成生活改變的環境或事件做出反應，包括面對逆境或是增強個人的能力和資源。

創傷倖存者往往會發展出極度狹窄的容忍之窗，即使是適度的情緒或生理反應也會讓他們招架不住，因而激發出創傷記憶或是導致觸發反應的狀態。許多創傷倖存者到頭來會跟身體建立出很嚴酷的關係，做出許多自我傷害的行爲，包括：酗酒、嗑藥、飲食失調、自殘。對許多創傷倖存者來說，處在造成這麼多痛苦和折磨的身體裡，是非常難受的；有時候，唯一有意義的事情，就是一遍又一遍地懲罰「失敗」的身體——本質上，這是個人與自己的身體，以主客體的關係在重複著創傷。

透過創傷感知瑜伽，我們致力於幫助大家發現一種與自己身體不一樣的關係，更溫和、更寬容的關係。我們優先考慮的是安全與健康，並且對身體提出適度的挑戰。我們也很清楚這項任務有多麼困難；那需要擁有長期的耐心與愛心。

創傷感知瑜伽的練習，也提供了一種方式，讓我們檢視習以爲常的身體模式，並探索我們過往未曾想過的新方法來感受身體的存在。長期處在創傷之下，會將我們鎖定在一些特定的身體模式，也許會讓人覺得受到保護，但是久而久之，就會感到窒息與受限。對某些受創的人來說，瑜伽提供了一個安全的方法來試用這些模式，並且找到更健康、更廣闊的方式來展現身體，進而能夠促進自我了解，產生個人的主體感，並且喚起更多的可能性。

坐姿扭轉：善待你的身體

如果你願意，讓我們從坐山式開始（詳見第五章）。請注意將腳放在地上。請注意將脊椎打直。請注意將胸部些微擴大和伸展。當你準備就緒，請輕輕地向左轉；如果你願意，你可以將左手放在左邊臀部，右手放在左大腿上。輕輕地向左轉，看看你是否能夠保持腳放在地上，脊椎打直，胸部保持擴大和伸展。不妨在此呼吸片刻。請注意，你不必扭轉太多。也許稍微轉一點點效果最好。請確保你呼吸順暢，並且沒有疼痛。如果你感到任何疼痛、緊張或不適，不管是什麼，請你心甘情願地轉回來。你可以嘗試徹底放棄扭轉（你對此永遠都有掌控權），或是轉回到你可以保持呼吸順暢的程度。你可以隨意嘗試，但是，你也許該對自己做出承諾，保證在這個姿勢裡感到舒適。向左扭轉呼吸幾次之後，不妨回到中間放鬆下來，並且換邊以同樣的方式嘗試看看。加點變化：當你轉向一邊時，你可以嘗試將下巴朝向那邊的肩膀或甚至看向你身後的牆壁，也就是通過你的眼睛進行扭轉。當你準備就緒，輕輕地回到中間，回到坐山式。如果你的眼睛是閉上的，請慢慢張開。

回歸中心

就目的而言，所謂「中心」，可以指任何東西，我們在生理上、身體上、心理上或情緒上，可以環繞著「中心」來運轉。從這個角度來看，我們的家庭、工作、宗教觀點、社區或是我們的健康，以及我們對世界的看法、我們的心理狀況等等，都可以是我們的中心。「中心」

也可以是內部的，在我們身體的核心。每一個人，就像天地萬物一樣，都有身體的中心，我們可以環繞著中心而運行。身體的中心爲我們的本體感覺建立了參照點，形成了身體各部位相互依存的感覺。身體的中心也有助於我們保持平衡。在許多東方的觀點中，環繞中心運行的概念，超越了身體的層面，並且意味著一個人穩重、知天命、心平氣和，我們還可以想像出許多「大中至正之人」的特質。我們也不難觀察到，許多創傷倖存者，已經失去了獨立、穩定的中心感。

試想，長期受到虐待的兒童，必須隨時提高警覺注意那些往往無法預測、危險殘忍的外來力量，以判斷他們在這世界上的安全與地位。施暴者篡奪了受害者從自己內部中心觀看世界的權力。施暴者成爲了「中心」，而這可能會形成一種模式；在此模式之下，受害者不知道如何從內部尋找到穩定感和安全感。而創傷感知瑜伽即是試圖幫助倖存者與受害者重新連結上根本的、內部的身體中心。

對許多倖存者來說，創傷成爲了最強大的中心，他們圍繞著這個中心來運行。因爲創傷經驗可能是生命中最重要的經歷，從身體上、生理上、情緒上、甚至精神上改變了我們，創傷經驗變成了帶有強烈引力的震央。經由重複地反應、重組改編和預期創傷事件再次發生，許多創傷的痛苦來自於它的餘波盪漾。創傷後遺症會透過某些症狀或生存策略表現出來，像是過度警覺、過度喚起、憂鬱、麻木和瞬間重歷其境等，令人身心俱疲。

創傷感知瑜伽的基本要素之一，就是在幫助大家找到其他的中心。我們首先關注的是身體的生理中心——核心肌群。這項工作是爲了幫助大家找到自己的生理中心，並且在身體裡面發現這個穩定和力量的強大泉源。這個生理中心可以擴展到情緒上的平衡感和生活上的平衡感。我們將瑜伽練習視爲是創傷倖存者可以圍繞運行的某些東西，不僅不會帶來痛苦與折磨，而且還是力量、幸福和寧靜的潛在泉源。正是這樣善解人意的特質，指引著我們在創傷感知瑜伽中回歸中心的練習。

找到你的中心

當你準備就緒，請開始注意你是如何坐在椅子上的。開始去感受一下你的形狀。特別是，嘗試找找看你的中心。我們可以從一些動作來開始進行。你可以選擇輕輕地前後搖擺或左右搖擺。你也可以用類似畫圓圈的方式來動作。一開始，可以將動作變得愈來愈大，然後逐漸將動作變得愈來愈小。當你開始將動作變得愈來愈小，不妨也嘗試將動作變得愈來愈慢、愈來愈謹慎。當你的動作變得愈來愈慢，你可能會注意到下腹部的肌肉開始在用力。下腹部的肌肉可能會自然而然地變得強壯活躍。請花點時間注意一下，你正中心肌肉力量的特質。最後，如果你願意，你可以輕輕地縮緊或收進你的下腹部，與核心肌群進行互動，藉此來鍛鍊你正中心的穩定性和力量。如果你願意，請暫停片刻，以便檢視你的中心如何做為支撐和穩定性的來源。

嘗試平衡練習是另一個好方法，有助於了解自己的中心。不過，在此有個重要的提醒——對創傷感知瑜伽來說，我們已經不再使用一般人所謂的**平衡**，而傾向使用**回歸中心**。保持平衡暗示著失敗的可能性（不管你是原地不動或搖晃摔倒）；但是回歸中心，失敗的空間則會減少，因爲那比較多是屬於內部的探究。事實上，如果我們正在進行一項回歸中心的練習，失去平衡反而會成爲一種助力。因爲每當我們跌倒，我們的腹部肌肉就會自然地變得強壯有力，以幫助我們站起來。透過跌倒，我們能夠對於「中心」了解更多。請考慮嘗試下面這個傳統的平衡練習（樹式），我們做了一些修改，讓回歸中心的練習變得比較容易進行。

樹式：回歸中心的練習

當你準備就緒，請先站起來。穿不穿鞋子都可以，這取決於你。如果你願意，一旦站好了，請將雙手合十放在胸前。保持呼吸輕鬆自在。可以用鼻子或嘴巴呼吸，就目前來說，這無關緊要。當你準備就緒，開始將重心轉移到左腿和左腳。如果你願意的話，可以把右腳趾放在地上，或是將右膝輕輕彎出去，把右腳放在左腳踝上。另一個選項是，將右腳滑到左小腿上，這樣你就全靠一隻腳站立了。你有許多選項。不妨花點時間來探索。你可以嘗試某些選項，如果效果不好，就嘗試其他選項。你永遠都不會被困住。你永遠都可以改變姿勢。現在，花點時間考慮一下視線。你可以選擇看著地板上的某一點，或是前面的牆壁。挑出一個定點，將視線漸漸地聚焦在定點上，這對某些人是有幫助的。再次提醒，請保持呼吸輕鬆自在。你也可以嘗試看著指尖（如果你是雙手合十放在胸前的話）。另外一種「視線」，是閉上眼睛，將注意力轉向內部。閉上眼睛也許可以幫助你開始與中心聯繫。我們保持平衡的方式之一，是從周遭世界獲取視覺訊息，並依照這些訊息來定位自己。如果閉上眼睛，你就會發現其他的訊息來源，特別是來自你中心的訊息。閉上眼睛，即使只是呼吸一、兩次的時間，都是和中心開始建立聯繫的好方法。再次提醒，請輕輕地縮緊下腹部，如果有幫助的話。「回歸中心」的練習是身體的、內在的：是此時此刻發生在你身體裡的練習。如果你願意，花點時間探索一下核心肌群的力量與穩定性。最後，注意「回歸中心」的練習，會如何影響你的平衡。當你把自己定位到自己的中心時，有什麼明顯的效果嗎？當你輕輕地縮緊或收進下腹部時，又如何呢？

根植大地

解離症狀是對無法承受的經驗所做出的反應，而這會成爲習慣。在充滿壓力的情況下，許多創傷倖存者會乾脆讓自己變得「一片空白」或「陷入恍惚」。這樣的反應機制雖然具有保護性，但其本身也會開始製造痛苦，尤其發生在意識控制之外時。創傷感知瑜伽有助於發展根植大地的策略，以用來對抗解離症狀。例如：山式就被認爲是非常「根植大地」的姿勢，因爲「山式」非常著重在與大地的連結，或是利用重力刺激感覺。

山式站姿：根植大地的練習

請注意，雖然我們以站姿呈現山式，但是也可以坐著或躺著做。此練習的重點在於幫助人們檢視，自己的身體是在哪裡與地面相連。

如果你願意，請站起來。穿不穿鞋子都可以，取決於你。當你準備就緒，將雙腳平放在地板上。請開始注意雙腳與地板的接觸。花一段時間，全神貫注在你腳上感覺和地板接觸的那些空間。也許是一隻腳上的某一點。也許是較為模糊，甚至到目前還無法找到確定位置的感覺。你也許現在一點感覺也沒有，那也沒關係。只要給自己一點空間，好好對此留意一番。接下來，讓呼吸保持輕鬆自在，將注意力轉移到中心。輕輕地縮緊或收進下腹部（如果有幫助的話），並開始建立你的中心。（協助者可以參考上面回歸中心的練習，以獲得一些線索。）現在，當雙腳著地、中心就定位，請注意你的頭頂。如果你願意，可以通過頭頂，輕輕地抬起身來，或是直接將身體打直，這樣便能自然地站挺。最後，當雙腳著地、中心就定位、脊椎自然挺立，請讓其他的部位全部放鬆。讓肩膀輕輕地垂下。讓你臉上的肌肉、下巴，完全放鬆。讓身體感受重力的作用一會兒。注意你根植於大地的地方。注意身體的哪些地方感覺穩定，哪些地方感覺放鬆。如果你願意，在此暫停，呼吸幾次。

建立情感調節技巧

創傷倖存者經常與情感失調搏鬥，當情感失調發生，情緒就會從一個極端擺盪到另一個極端。正如我們在稍早的章節裡，討論到有關生存反應的生理基礎所提到的，情緒狀態與身體內的喚起程度有關。當我們處在失調狀態，身體便會經常在過度喚起和喚起不足之間搖擺不定。

創傷感知瑜伽有助於同時建立向上調節（增加身體的活躍度）和向下調節（讓身體平靜）的技巧。例如：如果患者垂頭喪氣地坐在椅子上，很沒有活力，你可以利用瑜伽練習來嘗試一種激發活力的「實驗」，探索在增強活力的練習中，心情或感覺有沒有變化。像是「從坐著變成站著」如此簡單的練習都可以。或是，即使是坐在椅子上，你都可以嘗試上面曾經介紹過的山式練習。在另外一個章節，我們將介紹或許也會有幫助的呼吸練習。另一方面，如果患者處於過度喚起的狀態、坐立難安或是呼吸急促，不妨嘗試有助於平靜的練習。以下的練習也許有幫助：

坐姿前彎：平靜的練習

如果你願意，請把雙腳打開得比臀部稍微寬一點。當你開始嘗試前彎動作，你有很多選項。你可以將前臂放在大腿上，讓自己足以向前彎。也可以將指尖放在地板上或是將雙手放在地板上。另個選項是用一隻手抓著另一隻手的肘部，自由地垂掛前彎。不妨嘗試這幾個選項一會兒。你可以試試一些做法，如果不奏效，就試試別的。請花點時間實驗一下。如果你願意，準備就緒時，不妨輕輕地搖搖頭或是點點頭，讓頸部和上背部的肌肉可以放鬆一點。你也可以輕輕地動一動你的下巴，想辦法舒解下巴的壓力。不妨在此呼吸大約二十秒鐘。當你準備就緒，請開始慢慢回復到坐山式坐正，保持呼吸輕鬆自在。

請記住，對某個人來說很平靜的感覺，對其他人來說，也許是心煩意亂。請徵求回饋意見，並用你最好的判斷力來評斷這個練習，或是書裡面任何一個練習的效果。請記得，當涉及到創傷感知瑜伽練習時，主觀經驗比什麼都重要。

呼吸練習和情感調節

呼吸練習是一種有力的情感調節工具，可以改變身體裡此刻的感覺。當倖存者的反應被活化，呼吸通常會變得比較快速、淺薄，以增加全身的氧氣量。長期的創傷倖存者，往往會發展出淺快的呼吸模式，以呼應焦慮、過度喚起和恐慌的狀態；當他們被觸發或感到不知所措的時候，許多創傷倖存者經常會不自覺地屏住呼吸。屏住呼吸是防禦性的，並且可以保護人們免於情緒崩潰；但是這些呼吸模式會導致身體處於緊張失調的狀態，而且可能讓許多創傷倖存者增加身體內整體不安的感覺。呼吸可以是一種與自我接觸的方式，可以用於向上調節（激勵），也可以用於向下調節（平靜）。尋找並且嘗試新的呼吸方式，也許是讓人更能安住於身體的方法。

從瑜伽的角度來看，呼吸練習（梵文 pranayam）是相當進階的練習，有很多需要注意的事項。一般來說，我們對呼吸技巧非常謹慎，並建議學生在嘗試大多數的呼吸練習時，可以有合格的老師在一旁指導。有些創傷倖存者，可能因為做了一點深呼吸和放鬆身體的防禦而被觸發；其他人則可能因為某些瑜伽姿勢用到的快速呼吸技巧而被觸發。我們在本書介紹的呼吸方法，可以讓讀者在家裡、診間、教室裡自在地練習，但也向來都會建議讀者，傾聽自己的身體，並且在感覺到任何不適的時候，停止練習。

一般來說，在創傷感知瑜伽的情境之下，我們的呼吸方法是幫助大家溫和地擴展呼吸能力，也就是在身體裡面找出更多的呼吸空間。我們發現，對許多學生來說，呼吸練習非常具有挑戰性，最好謹慎以對，並且保持耐心。任何一點細微的變化都可能像是巨大的飛躍，我們寧可讓人們因為感到自在，而能慢慢地適應、一點一滴地加深呼吸，而不希望一氣呵成、進行太快，因此變得不舒服。

我們經常邀請學生嘗試的練習爲「增加一點呼吸」，其指示類似如下：「如果你願意，不妨嘗試在吸氣的時候多吸一點，吐氣的時候多吐一點。你可以用嘴巴或是鼻子呼吸，在練習之中，這都無關緊要。你只要像平常那樣開始呼吸就可以了，如果你願意，請在吸氣的時候多吸一點，吐氣的時候多吐一點。」此練習已經成爲許多學生嘗試擴展呼吸能力的方法，而且是以一種安全可行的方式進行。

請注意，對創傷倖存者來說，尋找新的工具來調節生理和情感感受，是非常強烈的體驗。我們所介紹的練習，只是做爲舉例說明之用；如果沒有達到你致力想達成的效果，請和你的患者繼續發揮創意和實驗精神，看看你們能不能找到一些有效的東西。

練習選擇

我喜歡選擇的重複性。

我理解這無關對錯，也無關期望。

選擇是有關於賦予權力。

——創傷中心的瑜伽學員

儘管我們已在書裡規劃了一個篇幅去探討「練習選擇」的主題，不過在創傷感知瑜伽裡，這個主題是如此重要，所以我們也想要跟臨床心理師談談有關於「選擇」。對創傷倖存者來說，這個世界可能毫無選擇可言，特別是牽涉到「受苦」（這裡所謂的「受苦」，是一種很普世的概念），而且對於痛苦和不安，每個人都是無能為力的，什麼都改變不了。這些瑜伽姿勢可以提供一些微小而且可掌控的體驗，讓我們可以開始挑戰這些假設。我們也可以藉此檢視選擇與痛苦之間的關係。我們可以練習從身體得到反饋，並且因為注意到自己所做的選擇，可以在當下就舒解了那個痛苦，而有了成功的經驗。持續地將焦點清楚地放在這個經驗和目前的姿勢上，所可能產生的整體效果是——我們逐步挑戰了「我們永遠都無法減輕痛苦，做什麼都沒用」的深層假設。

我們希望能鼓勵你，提供很多機會給你的患者，讓他們為自己做出選擇。不論你們正在做什麼練習，建議你，請特別邀請患者根據身體裡的感受做出選擇。如果你同意赫曼的觀點（即創造出有力感和主體感，是創傷倖存者邁向復原的核心），不妨嘗試以瑜伽為基礎的介入措施，那可以給你的患者獨特的機會去練習做選擇，並且是能夠在當下就感受到後果的具體經驗，而不是把選擇當作是抽象的概念在探索。就像是如果我選擇在肩膀畫圈時，將圓圈畫得小一點，我可能會立刻注意到，我在做這個動作時不會感到任何疼痛。而如果我選擇在坐姿抬腿練習，將腿稍微抬高一點點，我可能會立刻開始感覺到腹部的一些核心肌群正在用力。

對於跟我們合作的人來說，他們身體裡正在發生的事情和他們所做出的選擇之間，經常存有巨大的裂痕。他們與自己的身體脫節，因為他們覺得被困在各種不舒服的狀態之中，而且別無選擇。他們對自己的身體最終會有什麼樣的遭遇，經常會形成長期麻木不仁、不感興趣的態度：「我沒有辦法讓自己感覺好一點，所以何必煩惱呢？」而透過瑜伽，我們給了創傷倖存者機會，去體驗他們所做出來的選擇，也許會、也許不會對他們的身體在此刻產生正向的結果。

創傷中心的一位患者告訴我們：「『選擇』這兩個字說再多遍都不嫌多。」因爲這句話，我們建議你在嘗試瑜伽的介入措施時，重複對你的患者使用「選擇」這兩個字。

透過選擇賦予權力

這裡有個選擇練習，在做這些運動的任何時刻，你不妨都嘗試看看。請注意，如果你正在做的事情，讓你感到有任何一點點的疼痛，或者你覺得你正在傷害自己，那麼請選擇立刻停止。改變你正在做的事情，好讓你不再傷害自己。例如：你正在做頸部旋轉，而你注意到脖子很疼，請選擇停止傷害自己，你可以把動作變小一點或是完全停止不做。由於這個練習，你意識到你「正在選擇」停止傷害自己。這是非常有力的練習，而且你可以隨時進行。在這一刻，你的身體會記得，你為保護自己免於受苦所做出的承諾。

整合經驗

爲了避免痛苦，創傷倖存者會想辦法與經驗的某些面向產生斷裂。然而，由於這樣的斷裂，創傷倖存者對於周遭的世界以及他們本身各方面，可能會經歷到脫節，缺乏連貫性的感覺。我們稍早在討論創造節奏的主題時，曾經介紹過這個概念，創造節奏是創傷感知瑜伽很關鍵的一個元素。創傷感知瑜伽可以讓你練習整合自身經驗的不同面向。例如：瑜伽從姿勢到姿勢之間的轉換，必須伴隨著呼吸的協調一致④。一同練習瑜伽的人，彼此之間的動作和呼吸也必須協調一致。在這種練習之中，我們整合了運動感覺和外感受性感覺（外部感覺），像是耳朵聽見呼吸，以及內感受性感覺（身體內受到刺激所產生的感覺），像是感覺到我們心跳加快。專注於整合這些感覺，會創造出一種「心流」，在心流狀態之中，經驗的各個不同面向會融爲一體⑤。以下是心流導向的練習，著重在呼吸和運動的整合。

太陽呼吸：整合呼吸和運動

請注意，這個練習牽涉到第四章討論過的，建立個人內在的節奏。

請你從坐山式或是山式站姿開始，讓我們一起來練習整合呼吸和運動。吸氣時，請將雙臂向上張開；吐氣時，將手掌從你的中心伸出去。吸氣時，用雙臂畫出一個圓圈；吐氣時，將手掌從這個圓圈的中心伸出去。這可以是一個很誇大的橫掃動作。對某些人來說，也許太大了。你可以用比較小的動作，練習整合呼吸和運動，例如從雙手放在雙腿上開始：吸氣時，將雙手抬高三到五公分；吐氣時，將雙手放回雙腿上。給自己一段時間，試著將呼吸和運動協調一致，好讓我們可以依照同樣的節奏運動和呼吸。（治療師和患者也許可以論流設定速度）。最後，請花一點時間，找到自己的節奏，依照自己的速度呼吸和運動。當你準備就緒，讓我們回到舒適的坐姿。

加強信心

重複地受傷會導致無助感和無力感。許多創傷倖存者多年以來持續使用委屈求全的生存對策，爲了安撫他人的要求，而無視於自己的想望和需求。到頭來，可能對自己究竟是如何感受的、或是想要什麼，都會感到困惑。此外，因爲許多創傷倖存者都在自責之中掙扎，他們已經學會了不再相信自己或是自己的直覺。

由於失去了對自己的信賴，倖存者的主要目標也許是重建自信和賦權感。定期的瑜伽練習，可以同時增加身體上和心理上的活力與彈性。這些轉變可以促使練習者對自己應付挑戰的能力信心大增。

爲了具體說明，讓我們試想一下，從坐著到站著所帶來的變化；特別是在診間裡，大部分的互動都是坐在椅子上進行，練習改變姿勢，做爲加強信心的方式，可能會讓人獲得莫大的力量。如果治療師和患者已經辨識出無力感或解離反應是患者最大的掙扎，這麼做會特別有幫助。這種身體的策略，也許可以融入著重在賦權的臨床治療工作，或者也可以是全新的身體體驗，並隨之提出了新的臨床議題（「直到我站起來，我才了解到我有多麼地委靡不振，多麼地分崩離析」）。不論是哪一種情況，導入身體的練習，將目標設定在探索、挑戰和改變無力感，都可能非常有幫助。

請思索以下來自創傷中心某位瑜伽學員，對透過瑜伽建立自信的經驗所做的省思：

> 在上一次的瑜伽課裡，我內化了這樣的想法：我可以改變我的姿勢和環境，以符合我的需求。心理上，我已經聽過這個想法一遍又一遍；但生理上，我從來感覺不到我有能力採取行動。當我對我的姿勢做出必要的修改時，謝謝你告訴我：「這樣很好，是很棒的一件事！」我也要謝謝你，爲我提供一個更舒適的練習環境……。在瑜伽練習中，我獲得了擺脫痛苦的信心，幫助我擺脫了過去的痛苦。我現在感覺很好；我感到堅強。

發現內在的力量

如果你願意，請花點時間注意你正坐著。你也許會意識到此刻你坐在椅子裡的姿勢。你只需去注意，你是往後坐進椅子裡，或是往前坐，或是靠著一邊坐。在這裡的目標並不是去判斷哪一種姿勢比較好，單純只要你去注意，你的身體此刻是如何坐在椅子上的。如果還是忍不住做出判斷，也沒有關係。再者，也可以練習只專注在自己的判斷上，如果可以的話，請回到純粹只去注意身體的坐姿。過了一會兒，當你準備就緒，請開始慢慢地站起來。在此，你不妨緩慢且從容不迫地進行動作。感受雙腳開始承受身體的重量。請注意，如果椅子有扶手，那麼你可以用雙手和上半身來幫你做轉換。當你從椅子上起身時，請密切注意此刻的身體感受，你可能會感受到有一些肌肉開始用力，當你坐著時，這些肌肉並不活躍。你的雙腿，發生了什麼變化？你的背部，發生了什麼變化？你的腹部核心肌群，發生了什麼變化？你還有注意到其他肌肉的變化嗎？一旦你完全站立，請暫停片刻，並做幾次呼吸。

針對治療師、協助者或練習者，在此，不妨沿用山式站姿的說明腳本，或是你也可以依照接下來的指示繼續進行練習。

只要給自己一點時間，就這樣站著並且呼吸就可以了。就是這麼簡單。建議你可以用時鐘或是自己慢慢地數到三十秒（也可以選擇不同的時間長度），在這段期間，保持站立和呼吸。當時間一到，不妨坐回椅子。

建立與他人的連結

與他人一起上課的經驗對我是有幫助的；我感覺到自己並不孤單。

——創傷中心的瑜伽學員

赫曼寫到：「心理創傷的核心經驗是權力被剝奪，以及與他人失去連結。因此，復原的基礎在於賦予倖存者權力，並創造新的連結。⑥」創傷感知瑜伽是練習重新連結的方法，而且在診間裡就可以進行。儘管環繞著患者的創傷經驗和他們建立連結並給予支持，可能對他們很有幫助，但這並非是與另一個人的充分連結。讓你的治療師傾聽你的經驗，也許極有幫助，但是這和擁有共同的經驗有所不同。我們建議建立另一種層次的重新連結——發生在創造共同經驗的過程中，發生在共同做一些事情的時候，像是一起練習創傷感知瑜伽所產生的連結。

瑜伽是非語言的傳統，通常以團體的方式進行，類似於團體運動或舞蹈，透過與他人動作的整合，可以創造出超越語言的連結感。這些好處，甚至在診間進行一對一練習的情形之下，都可以體會到。患者和治療師往往會落入涇渭分明的角色裡，可能無法培養出與人共享經驗的感覺。建議你，在不妨礙醫療界線的情況下，可以透過瑜伽練習，將一些人與人之間的共享經驗帶入診間。在診間裡練習與內心深處聯繫的方法之一，就是有目的地同時運動和呼吸，並且在節奏上保持同步。爲了讓這個練習奏效，練習的「帶領人」必須確認其他的人是否進入狀況，包括：他們所設定的速度是合宜的，並且必須能夠根據反饋做出回應。事實上，這也許是很好的機會，讓每個人都輪流來擔任「帶領人」（設定速度的人），如此一來，每個人都擁有被仿效或被跟隨的經驗，以及被視爲「跟隨者」的經驗。在以下的太陽呼吸變體練習中，不妨嘗試這些不同的角色。

透過太陽呼吸變體，建立非語言的連結

此練習著重在與一同運動、呼吸的人，建立非語言的連結。其中一人將先扮演帶領人，另一人則是追隨者。帶領人將會帶領練習，並且設定速度，持續帶領幾個回合，比如說十五回合；或是設定一段時間，比如說三十秒。不妨在練習之前一起決定這些參數。這個練習特別適合「帶領人」和「跟隨者」角色互換，這樣一來，彼此就可以探索身為帶領人相對於追隨者在感覺上的差異。

請注意，這個練習重中了創傷感知瑜伽裡的關鍵主題：建立節奏。請參閱第四章有關於人際節奏的內容。

如果你願意，請進入坐山式。將雙手放在雙腿或膝蓋上。吸氣時，將雙臂輕輕地向兩側伸展；吐氣時，將雙手合十放在胸前，然後將雙手放回雙腿或膝蓋上。吸氣，伸展；吐氣，合十；然後輕輕地放下。

當你同時運動和呼吸時，請隨時注意運動和呼吸的連結，不只要注意個人的感覺，也請注意和別人一起呼吸和運動的感覺。如果你願意，請全神貫注在共享的經驗上。當你準備就緒，也許可以回復到坐山式，靜靜地坐著呼吸調息，眼睛睜開或閉上都可以。

因應將瑜伽策略引進診間所帶來的挑戰

臨床心理師經常求助於我們，他們擔心患者不願意參與以身體爲基礎的介入措施，因爲對患者來說，這是不自在也不愉快的經驗，尤其是在一開始的時候。患者在會談的時候，動到他們的身體，而且「被看到」，可能會讓他們感到尷尬。臨床心理師也詢問我們，在使用以瑜伽爲基礎的介入措施時，如何避免引起患者的觸發反應。首先要提醒的是，我們無法消除所有的觸發因子；事實上，我們認爲這並不是我們的職責所在。我們最終希望的是，能爲患者創造出安全的空間，讓他們在觸發因子出現的時候，可以有效地因應。我們觀察到倖存者有時候會透過解離來回應具體的挑戰（像是以身體爲基礎的介入措施）。對我們的很多患者來說，多年以來，解離一直都是很有效的處理技巧，而且會持續下去。我們也了解，不斷地解離，會使人衰弱，而且很危險。藉由瑜伽，也許我們可以提供一些其他的工具（像是根植大地的技巧，或是情感調節策略），來處理觸發反應，到最後可能會更加安全、更加有效。

蕾妮的故事呈現了臨床心理師如何回應患者的觸發反應，當時她正在治療會談中嘗試椅式瑜伽的練習。對蕾妮和她的治療師來說，挑戰在於如何將原本覺得快要失敗的經驗，轉變成學習的經驗，並且有助於未來進一步地成長。

蕾妮的故事

蕾妮在充滿家暴與混亂的家庭中長大。她的父親是個酒鬼，一喝酒就會變成暴力狂。他經常在身體上虐待蕾妮的哥哥馬汀，並且在言語和情緒上羞辱蕾妮和她的母親。馬汀將他無助的憤怒轉而發洩到蕾妮身上，特別是當他們的父母不在身邊時。蕾妮形容她的母親像個「鬼魂」，似乎不太在乎發生了什麼事情，而且完全無力保護蕾妮。蕾妮回憶她小時候，一直活在恐懼之中。長大之後，蕾妮深受嚴重的焦慮所苦，幾乎每天晚上都做惡夢。她迴避與人建立親密關係，因為她無法忍受有人看出她的心事，或是跟她變得親近。她懷疑自己是否已經變成了鬼魂，就像她母親一樣。

蕾妮的治療師將瑜伽練習引進治療之中。她們的一些治療目標包括：增加蕾妮對內在狀態的覺察能力以及調節能力。蕾妮可以在坐山式的練習之中投入，並且對她的內在狀態產生了好奇。她注意到她全身的肌肉都很緊繃，特別是肩膀。她的腹部有一種被掐住的感覺，胸部則有壓迫感。

在練習坐山式之後，蕾妮的治療師接著開始導入呼吸練習。她和蕾妮一起參與了這個練習。她們各自都將一隻手放在胸部、一隻手放在腹部，進行腹式呼吸（「腹部呼吸」）。經過幾次愈來愈深的呼吸，蕾妮變得非常焦慮。她描述自己的感覺，她的心跳快速，感覺到不知所措，然後她開始哭泣。

蕾妮的治療師與她一起努力，幫助她進行根植大地的練習，治療師引導蕾妮感覺到自己的雙腳正踏在地板上，並且去感受使她可以跟椅子保持接觸的重力。蕾妮慢慢地平靜下來，並且在診間裡也變得比較清醒。

蕾妮聽取了治療師對這個練習所做的解說，並且一同回顧了練習中的每個部分對蕾妮來說有何感覺。蕾妮開始明白到一點，當她感覺到放鬆，事實上會讓她產生焦慮感。蕾妮的治療師幫助她將她的感受正常化，並且為蕾妮提供了一個架構，幫助她去了解，她之所以會過度警戒，是因為她的身體在確保她是安全的，是受到保護的。

與其將這次練習視為一次失敗，蕾妮和她的治療師反而能夠一起去探索她們從這次嘗試中所學到的東西。蕾妮在診間裡的身體感受，幫助她們可以指認出，處理蕾妮內在衝突的首要治療目標之一就是情感調節。雖然一部分的蕾妮希望體驗到平靜的感覺、釋放緊張和焦慮；但另一部分的她，感覺需要不斷地保持警戒，以防範潛在危險。這個練習幫助蕾妮和她的治療師，改進了治療的節奏，以及對於介入措施的選擇。她們透過正念練習，持續強化蕾妮的信心。她們進行不涉及「放下」掌控權的調節練習，像是加強或是減弱情緒的強度。她們也進行賦權的瑜伽練習（像是從坐姿轉向山式站姿），以及資源的建立。幾個月之後，當她們回到呼吸練習，蕾妮對自己的身體和情緒，已經擁有較為強大的掌控感，並且也較少因為「放下」掌控權而產生觸發反應。

注釋：

①正念是基於佛教的禪修練習，是由一行禪師引進西方，並且藉由喬．卡巴金（Jon Kabat-Zinn）等人推廣而廣為風行。一行禪師是越南佛教僧侶與作家，寫了多本有關於正念的書籍，包括《正念的奇蹟》（*Miracle of Mindfulness*，橡樹林，二〇一七年）、《橘子禪》（*Peace Is Every Step：The Path of Mindfulness in Everyday Life*，橡實文化，二〇〇六年）。喬．卡巴金則是麻州大學醫學院榮譽教授，也是 Stress Reduction Clinic 創辦人，撰寫了多本有關於正念的著作，包括廣為人知的《當下，繁花盛開》（*Wherever You Go, There You Are：Mindfulness Meditation in Everyday Life*，心靈工坊，二〇〇八年）。

②痛苦耐受度是辯證療法（DBT）中的一項基本技巧。DBT 原本是為了邊緣型人格障礙而發展出來的療法，但是我們認為這個技巧對於需要處理複雜型創傷反應的人來說，是非常重要的技巧。關於 DBT 所涉及的技巧，更進一步的描述請參閱瑪莎．林納涵（Marsha Linehan）於一九九三年出版的著作 *Skills Training Manual for Treatment of Borderline Personality Disorder*。

③「容忍之窗」是由丹尼爾．席格（Dan Siegel）所發提出的專有名詞，並且被帕特．奧頓用在她的調整模型中。臨床心理師和研究人員在處理複雜型創傷的失調問題時，經常會用到這個術語。參考丹尼爾．席格著作《人際關係與大腦的奧秘》（*The Developing Mind：Toward a Neurobiology of Interpersonal Experience*，洪葉文化，二〇〇七年）

④事實上，瑜伽中的流動瑜伽（Vinyasa），真正的涵意就是「呼吸與運動同步」。

⑤參考米哈里．契克森米哈伊（M. Csikszentmihalyi）的《心流：高手都在研究的最優體驗心理學》（*Flow：The Psychology of Optimal Experience*，行路出版，二〇一九年），在這本書裡面，契克森米哈伊提到，心流是一種完全投入、參與在當下活動的狀態。他認為，當人們處於心流狀態之中，最為快樂。

⑥請參閱茱蒂絲．赫曼著作《從創傷到復原：性侵與家暴倖存者的絕望與重生》

7

給瑜伽老師

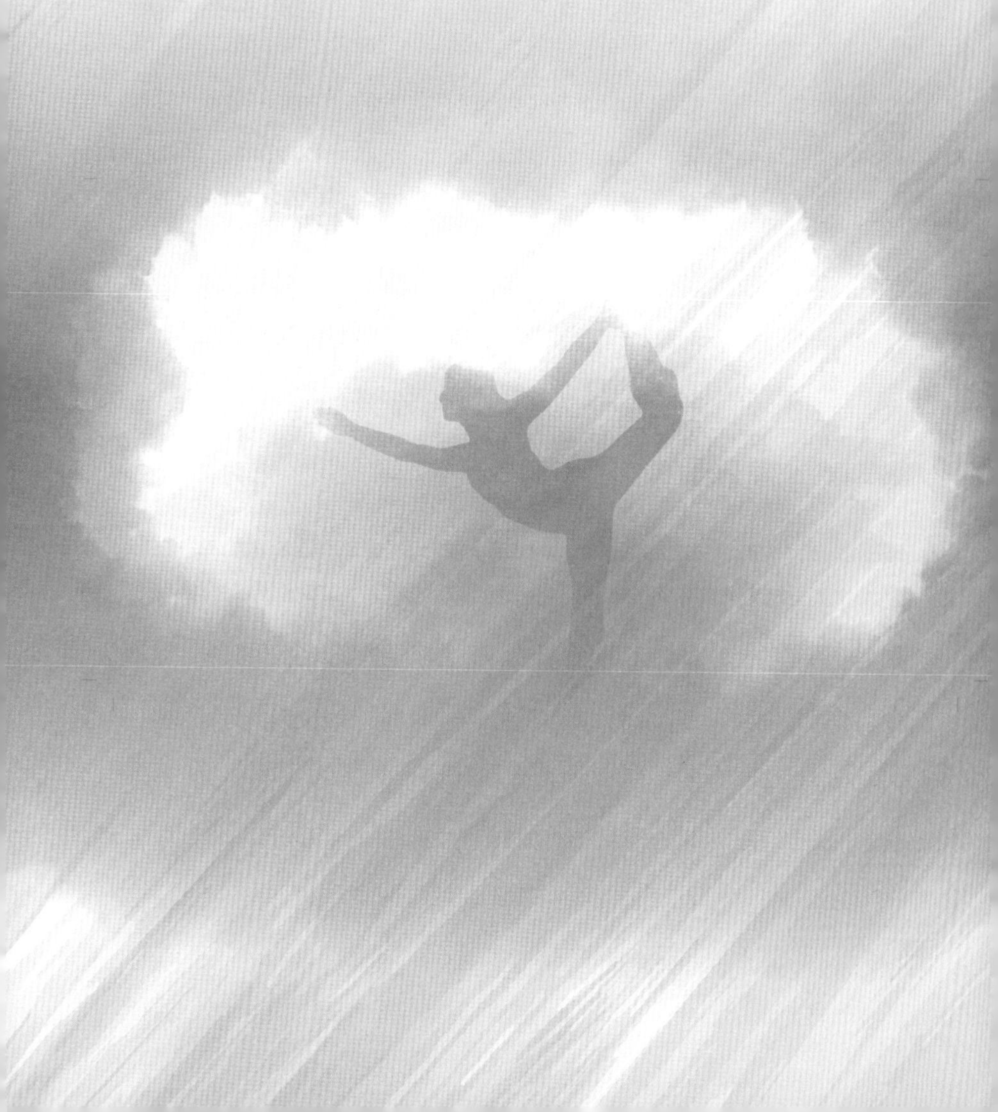

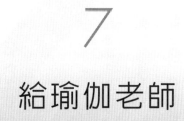

建立創傷感知瑜伽課程①

因爲我沒辦法用一般的方式做出這些姿勢，所以能夠讓我以自己的方式去做每一個姿勢，從某些方面來看，給了我不可思議的自由感。這種身心合一的感覺，是我過去上瑜伽課時從未有過的體驗。

——創傷中心的瑜伽學員

我想要分享這門課在過去一個半星期以來，對我的一些影響。當我聽到自己在課堂上，不假思索就脫口而出：「當你準備就緒……」以及「依你自己的時間……」的句子時，我感覺到很有趣。我不禁納悶，過去我是否曾經提供過這樣的自由選擇呢？這對我來說是很不一樣的教學方式，而我非常喜歡。這個星期，我還發現自己以不同的方式在談論瑜伽。憑藉著一些科學佐證，我在對未曾練習過瑜伽的人解釋瑜伽的諸多好處時，聲音聽起來格外有自信。我承認，並不是每個人在一開始就有興趣聽瑜伽較為哲理的那一面，所以可以有另外一個角度來討論它，讓人感到很興奮。

——創傷中心受訓中的瑜伽老師　艾蜜莉

在稍早的章節，我們已經跟大家分享過凱特的故事。原本應該為凱特帶來治療效果的瑜伽課程，最後卻引起了創傷的觸發反應；她所參加的課程，並沒有針對她獨特的需求來調整。我們相信瑜伽對於凱特，以及其他跟她有類似經驗的人來說，都可以提供重要的幫助。現在請想像一下，凱特已經和她的治療師努力了好幾個月，並且準備好再次嘗試瑜伽。凱特走進教室，而你正好是這堂課的老師。你會想要提供她什麼樣的體驗？

我們明白，為了確保安全，我們必須針對典型的瑜伽課程進行大幅度修改。我們已經發展出一套「**瑜伽課堂領域**」的架構，用來幫助修改瑜伽課程，使這些瑜伽課程可以名符其實地被稱為創傷感知瑜伽。為了讓這堂課眞的具備感知創傷的特質，我們已經確認出一堂瑜伽課需要被修改的五個領域，包括：語言、協助、老師素質、環境和練習。

語言

你所說的話、你的語氣、你的抑揚頓挫，都是在語言領域之下所需要考慮的因素。創傷倖存者往往不只在乎別人說了什麼話，也在乎這些話是如何被表達出來的。當我們在發展瑜伽教學的語言風格時，必須認真考慮到，我們其實是正在培養學生放慢速度與體驗每一個當下的能力。我們的語言可以反映並且支持這個優先項目。使用緩慢、舒適的語調，可以營造出平靜的療癒氛圍。我們也希望幫助學生放下自我判斷，對自己的內在體驗產生好奇與興趣。

創傷感知的語言，往往是具體的，而且能夠溫和地將注意力帶向內心深處的感受。我們並不要求倖存者去想像一些身體外的狀態（這種情形可以透過運用想像力而發生），而是讓他們去體驗身體內現在正在發生的事情。我們非常謹慎地使用隱喻，並且建議創傷感知的語言應該溫和而明確地將注意力導向內在體驗，同時能引導正念的運動和呼吸。

我們在創傷中心的瑜伽課程所使用的語言，有兩種基本風格：**探究式的語言和邀請式的語言**。探究式語言的關鍵字和短句包括：「請注意」、「請保持好奇」、「帶著感興趣的態度」、「允許」、「嘗試」、「感受」，以及其他類似的字眼。探究式的語言有助於在瑜伽中保持正念，其中沒有對錯，只有嘗試和好奇。我們建議瑜伽老師盡量使用這些字詞，培養學生保持正念的態度。

另一種重要的語言類型，是邀請式的語言，用來促進選擇和掌控，這兩件事對創傷倖存者來說，都是非常重要的議題。我們盡力幫助學生在面對自己的身體和感受時，建立出掌控感。什麼樣的感覺對他們最恰當，他們有權做出最終決定。只要不涉及安全問題，我們會希望稍微往後退一步，讓學生有更多空間維護這種掌控感。

我們的建議是，盡量不用命令式的語言，轉而使用邀請式的語言。也就是說，在整堂瑜伽課之中，可能還是會有好幾個地方需要使用簡單清楚的指示，例如：練習戰士式的時候，你只要說：「讓膝蓋位於腳踝正上方」就好了。尤其是牽涉到安全相關問題時，清楚的指示是最重要的，例如：練習戰士式時，膝蓋就有可能因爲過度伸展而受傷。儘管如此，當創傷倖存者與自己的身體在發展安全且最終友善的關係時，我們的工作是要在一旁支持他們，而我們發現，邀請式的語言最能達成這樣的目的。邀請式的語言包括以下這些句子：「當你準備就緒」、「如果你願意」、「當你覺得準備好了」等等。這種語言強調學生能夠掌控自己的體驗，並且可以依照自己的速度探索我們所教導的姿勢。如果他們還沒有準備好，他們也可以自由選擇不去做某些事情。關於語言使用的另一個提醒是，一個指示講三遍，比一口氣講三個指示要好一些。學生可能會錯過你第一次、甚至是第二次說了什麼。所以，重複是可以的。請記住，在瑜伽課堂上，解離可能經常發生，觸發因子常會無法避免地出現。藉由重複地指示，你爲學生提供了一個試金石——你的聲音、你及時提供的指引，可以幫助學生回到當下。

協助

瑜伽老師至少可以提供學生三種類型的協助：視覺上的協助（示範動作）、口頭上的協助，以及身體上的協助。在創傷感知瑜伽課程中使用這些類型的協助，都必須小心謹慎。

視覺上的協助，會發生在老師爲學生示範某個特定姿勢的時候。經常有學生向我們反應，當他們看到老師的身體如此靈活有彈性，不免讓他們感到有些卻步。這表示老師所示範的姿勢相當具有挑戰性。我們會建議，在創傷感知瑜伽課程裡，請示範強度較低的姿勢，並且請老師將所挑選的姿勢，做一番修改，以便讓這個姿勢對所有的學生來說，都變得比較可行。這類型的協助著重在讓學生自己去確認什麼是「正確」或是「最好的」，而不要「成功地」做出某些最具挑戰性的姿勢，到頭來卻讓自己受傷或是感到劇烈的疼痛。

口頭上的協助也是創傷感知瑜伽課程中不斷出現的一部分。口頭上的協助非常重要，而且能夠顯示出，當你採取恰當而且扶持的方式在關注學生的同時，你也能尊重學生身體上的空間，並且幫助他們把這些界線裡的範圍變得更爲完善（亦即，你可能會建議他們使用瑜伽磚或鋪條毯子，讓他們比較易於練習）。口頭上的協助，可以用在幫助學生進行基於安全考量的調整，也可以用來鼓勵學生。其範圍可以從一般性的提醒學生：「你想怎麼運用自己的身體，你可以完全掌控。」到很具體的指導，像是：「請讓膝蓋位於腳踝正上方，以保護你的關節。」創傷感知瑜伽的老師可以透過語言向學生表明他們正受到照顧，而且握有主導權的人眞正關心他們的健康與幸福。對於從未受到關注和照顧的學生來說，有人能夠尊重他們的界線與個人空間，並且在乎他們、照顧他們，會是一種矯正性的經驗，也有助於老師和每位學生之間建立起安全、穩定、可預測，而且健康的關係。

雖然視覺和口頭上的協助可以自由使用，但在創傷感知瑜伽的情境之下，身體上的協助則是臨床議題。對瑜伽老師來說，把手放在學生身上，是事關重大的決定，需要經過深思熟慮。請試想一下，有許多創傷都是因爲身體上遭受到某種侵犯而造成的。精神虐待通常包括了被加害者侵犯，以及缺乏安全的界線。童年遭受到長期疏忽（就像創傷中心許多學生所曾經歷過的那樣），也經常涉及遭受照顧者冷酷地置之不理，從不給予安全和健康的碰觸。如果我們眞的決定要提供身體上的協助，必須非常清楚我們是在做什麼以及爲什麼要這麼做，才能夠爲我們的學生提供健康且賦予他們力量的經驗。

在創傷中心，是否應該提供身體上的協助，是瑜伽老師和治療師之間不斷討論的話題。我們曾經企圖完全排除掉身體上的協助，但是在某些情況之下，有位學生發現，能夠得到瑜伽老師安全、穩定、身體上的協助，是非常有幫助的。我們對於身體上的協助，最大的擔憂是：(1)學生會將這樣的碰觸詮釋成是對創傷的提醒，並且可能引起情緒崩潰、侵入性記憶或解離式的瞬間重歷其境。以及(2)老師可能實際上會利用身體碰觸，當作是影響學生體驗的方法，因爲這種方法比邀請學生去擁有自己的體驗，來得更爲方便，是一種權宜之計。當我們開始仔細討論此議題，我們了解到，有許多人都曾經在瑜伽課堂上體驗過身體接觸對他們的幫助和好處。但是我們也了解到，至少有同樣多的人，對於身體碰觸卻有負面的經驗：那是不請自來的、帶有侵略性的，並且是無法控制的，而且是老師在圖自己的方便，並非爲學生著想。

讓我們來思考最後提到的這項觀察。許多人都曾經有過這樣的經驗：因爲瑜伽老師需要將班級導向某個特定的方向，並且希望這些姿勢可以用老師認爲合乎標準的方式「表演」出來，所以老師會來碰觸我們的身體、提供身體上的協助。在創傷感知的情境之下，這是非常危險的。雖然安全始終都是我們優先關注的事項，但是我們也想幫助創傷倖存者拿回身體主導權與屬於自己的親身體驗。在課堂上對學生做出任何剝奪權力的事情，沒有幫助就算是最好的結果了；而最糟糕的情況，則是會帶來毀滅性的後果。

在檢視過這些非常嚴重的警告之後，我們仍然決定在創傷感知課程中，保留身體協助的可能性。我們做出決定，不想否認學生獲得正向人身接觸的可能性，只要這個接觸是受到歡迎而且是以安全的方式來進行。以下是有關於提供身體協助時，創傷感知瑜伽老師需要考慮的因素。

在創傷中心，我們對學生做了以下的聲明——在這門課程中，我們主要著重在視覺上和口頭上的協助。在提供任何身體上的協助之前，我們一定會徵求學生同意，而且也只會在學生可能已經適應了這堂課，同時也適應了這位老師之後，才會這麼做。我們會維護一個**讓學生可以隨時說不**的環境。

身爲瑜伽老師，你必須非常清楚，學生對於任何身體上的互動擁有掌控權，而且除非你已經認識學生一段時間（建議至少要認識幾個月以上），否則絕對不要進行身體上的協助。不妨和學生談一談，以確定哪些學生對身體上的協助比較自在，或是你也可以在新生登記表格中，納入類似的問題。意見箱對於收集學生這類型的回饋意見也很有幫助。

瑜伽課有好幾種類型的身體協助，不過我們會聚焦在以下這三類：安全協助、舒適協助和深化協助。我們建議，在創傷感知瑜伽課堂上，身體協助主要用於安全目的，例如：某位學生在練習戰士式的時候，膝蓋已經快要「出事了」（伸展遠遠超出腳踝），便能選擇使用身體上的協助。你甚至可以先嘗試幾次口頭協助，並且在最後不得已的關頭再使用身體協助。當你在提供協助的時候，請注意自己的情緒狀態，以及你向學生所傳達的訊息。耐心和愛心永遠是有幫助的。請記住，爲什麼學生無法將口頭提示轉化成身體動作，有很多原因。請務必檢查自己的狀態，並且提醒自己，你正在做的是**提供**身體上的協助，對於你所提供的協助，學生要不要接受，他們有完全的掌控權。請從前面接近學生，以避免驚嚇到學生，同時保持目光接觸。對於你的協助，不論學生的決定是什麼，你都願意全然接受。盡可能清楚地告訴學生，你要提供的協助內容，例如：「我可以把手放在你的膝蓋上，輕輕地往下壓嗎？這樣一來，當你的膝蓋位於腳踝正上方時，你就可以知道這是什麼樣的感覺了。」

「舒適協助」則是像在做大休息式時，提供輕柔的頭部支撐，是無關安全顧慮的協助，完全是爲了幫助學生在做這些姿勢的時候，可以感到更安心自在。相似地，「深化協助」就像在做下犬式時，提示學生可以將一隻手放在下背部，以便伸展地更加深入。深化協助的重點與安全議題無關，而是在鼓勵練習者強化他們所做的姿勢。在創傷感知的情境下，提供舒適協助和深化協助面臨著巨大的挑戰，因爲我們眞的無法得知，什麼狀況會讓一個人感到比較舒適，或是比較不舒適；或是在什麼時候，伸展會變得過於劇烈。對於我們的某些學生來說，輕輕地碰觸他們的肩膀，可能就是一個巨大的觸發因子，並且可能導致解離式的瞬間重歷其境。

曾經有一堂瑜伽課，來上課的剛好是一位代課老師，這位老師決定對某位學生提供舒適協助。當時班上大部分的學生都躺在地板上進行傳統的大休息式，這位女老師來到某位學生的後面，並且輕輕地托起學生的頭。當時教室燈光昏暗，老師聲音輕柔，而此刻已到了這堂瑜伽課的尾聲，是休息時間。這位老師向學生解釋協助的內容，並且詢問這樣做是否可以，學生回答說「好」。結果證明，這樣的幫助是可行的，而且事實上發現很有幫助。但是，問題出在隔壁躺在瑜伽墊上的學生。她是童年受到長期虐待的倖存者，包括遭受到性虐待，而她的母親正是加害者。所以當她看到有個女人在昏暗的燈光中來到她同學身後，並且將手放在那位女同學的脖了上，就足以撼動她對這位老師的信心，也讓她對班上的安全性起了嚴重的懷疑。這位特定的老師是來代課的，而正規的老師並不會提供這樣的協助，所以該學生目擊到這類的互動感到很意外。以上所發生的種種狀況，確實眞的會讓人對「舒適協助」的含意感到困惑。下課之後，被引起觸發反應的學生，能夠與她的治療師和正規的瑜伽老師談到這件事情，所以我們也才能夠以整個團隊的力量做出適當地回應，並且幫助這名學生在這個空間裡重建安全感。

在這裡，不論任何類型的協助，關鍵原則就是——我們不想把意志強加在學生身上。我們要幫助學生發展對自我的認識，並且與自己的身體建立更爲正向的關係。也許，經過一段時間，身體上的協助可以有助於達成此目的，但這不一定是必要的，也未必果眞如此。請記住赫曼博士所說過的話：「從倖存者身上奪走權力的任何一種介入措施，都不可能促進她的康復，不管那可以爲她立刻帶來多少益處。」每當我們在協助學生的時候，我們都應該幫助他們發展出對自己擁有自主權與掌控權的感覺。

老師素質

這個領域會討論到瑜伽老師在教室裡如何照料自己，從服裝的選擇，到在這個環境裡如何管理自己的身體。我們也會涵蓋一些有關於班級經營和班級動態的討論。在進入這一節之前，我們想要花點時間再次重申提供給治療師自我覺察和自我照顧的訊息。身爲協助他人療癒的人，身體和情緒狀態都至關重要。許多創傷倖存者對於別人情緒上的細微差別非常敏感。請在每堂課之前，花點時間確保自己處於平靜與自我覺察的狀態。

我們發現，成功的創傷感知瑜伽老師，給人的感覺是專注而明亮（不時展露微笑），不會讓人感到沉重與負面；他們很投入、很熱情，並且平易近人；而且對於瑜伽課程的內容胸有成足，教起來得心應手；但是他們會徵詢回饋意見，同時樂於聆聽，同時還能**根據回饋意見做出適當改變**。這些特質反映出老師的健康狀態，並且對學生很有激勵作用。

在創傷感知的情境之下，瑜伽老師不妨穿著保守一些，以便將分心和觸發反應的可能性降到最低。例如：有一位男性瑜伽老師，在一個全班都是女生的班級上課時，被學生要求不要穿著彈性纖維緊身短褲。請注意，穿著是否恰當的問題，也可能出現在班級成員的身上。你可以考慮在上第一堂課之前，提供一些關於服裝穿著的指導。

我們建議老師在學生抵達之前就先進到教室裡來，並且安排好足夠的空間，以避免到時候亂成一團（更多細節，請參閱下一節有關於環境領域的內容）。請考慮對每個班級的每位學生，給予口頭上的「歡迎」，不論是個別地歡迎或是在全班面前表達歡迎之意。學生費了一番努力才來到這個地方，然而我們發現，除非有人告訴他們，否則他們可能不知道自己是受到歡迎的。我們可以向學生們傳達，我們純粹地歡迎他們來，不帶有任何預期。

上課期間，創傷感知瑜伽老師不會經常四處走動，而且學生在整堂課的任何時候都知道老師的確切位置（請勿製造驚喜！）。如果你眞的需要去調整溫度或是讓某個人進入教室，建議你明白地告訴學生，你正要去做什麼以及爲什麼要這麼做，例如：「我要去調整溫度，因爲有幾個人提到太熱了。」

至於瑜伽老師該如何經營班級，建議你不要大聲地喊出學生的名字。我們發現，即使老師叫出學生的名字是爲了讚美，但是在創傷感知瑜伽課堂上被大聲叫出名字，可能會讓人感到羞愧。如果老師覺得肯定學生在練習上的某些正面表現很重要，可以在課程結束時，給予一對一的回饋。

在創傷感知瑜伽課程中，讚美也可能帶來問題，因爲那可能會傳達給學生一種訊息，讓學生以爲討好老師比專注在自己的主觀體驗還重要。我們並不想要傳達這樣的訊息。我們要極其尊重學生的主觀經驗更勝於任何事情。我們曾經有過以下經驗：老師讚美某位學生的姿勢做得「很棒」，但是學生個人的體驗卻是，他在那種姿勢中感到不自在。這樣的斷裂可能會讓人感到很困惑，而且可能一不小心就阻礙了學生單純地去關注並且尊重其內在體驗與身體體驗。也許讚美學生的空間仍然存在，但是建議你要非常謹愼。我們鼓勵你認眞想一想，爲什麼你這麼急著想要讚美某個人，並且深入思考你所說的話會不會有幫助。

另一種會出問題的情況是，瑜伽老師帶著自以爲是「創傷專家」的態度來上課，像是有老師會說出：「這個動作對創傷倖存者很困難。」或是：「這個姿勢應該感覺很好。」我們的工作是提供體驗的機會，而不是去告訴別人應該有什麼樣的主觀體驗。創傷感知瑜伽老師的職責所在，是去營造一個安全、穩定、可預測的環境，在這樣的環境裡面，學生可以擁有自己的體驗，然後我們盡全力去支持他們。在教導創傷感知瑜伽的時候，瑜伽老師的工作，並不是去創造出人爲的挑戰——我們的許多學生，光是出現在課堂上，就已經對自己提出了許多超乎我們想像的挑戰。老師的工作是去營造足夠的安全感，以便讓學生在準備好的時候，可以挑戰自己，並且是以他們感到安全的方式來進行。

環境

這個範圍會討論到有關於瑜伽課上課的活動空間，包括：清潔、燈光、隱私、溫度和音樂的選擇等等。有一位瑜伽老師在軍事基地教授瑜伽課程，教室的位置非常靠近步槍靶場。對於剛從伊拉克和阿富汗回來的海軍陸戰隊士兵來說，這不是很理想。儘管如此，她還是能夠爲她的學生創造一個安全、可預測的空間。

此外，有一堂在住宿學校爲青少年開設的瑜伽課程，上課的地方就設在娛樂室，剛好位在一些「暫時隔離室」的隔壁（如果孩子眞的感到很難過時，可以到暫時隔離室轉換情緒），而他們在上瑜伽課的時候，就眞的偶爾會感到難過！儘管這個上課空間不大理想，但最後還是變得足夠安全，可以讓學生在這裡舒服地進行大休息式。

如果你決定教授創傷感知瑜伽，可能會進到一些機構或其他環境，那裡的設施並不安全、平靜、安靜和可預測。在現實中，你需要盡最大的努力去改善環境，並且善用現成的東西。不要害怕太早出現在教室，請拿起掃帚和拖把（就像一位在午餐休息室教課的老師），動手清理教室。花這點工夫，總比讓學生在黏著口香糖的地板上練習瑜伽要好一些，而且可以讓學生看到，你有多麼在乎給他們一個乾淨的空間來練習瑜伽。

在燈光方面，有些教室只有一個電燈開關，所以不是全開、就是全關。如果你只能在非常亮跟非常暗之間做選擇，建議你，寧可選擇亮一點。黑暗或昏暗的教室，往往比明亮的教室更容易造成觸發反應。在理想的情況下，你應該會希望選擇在這兩者之間的亮度，燈是打開的，但是不會太刺眼。如果你唯一的選擇是頭頂上刺眼的螢光燈，你可以考慮帶進檯燈或是引進其他比較柔和的光線。建議你，在上課期間不要變動燈光。例如：有些老師會在做大休息式的時候將燈關掉。我們發現，這樣做會讓很多學生感到非常不安。如果學生決定閉上眼睛做大休息式，而燈被關掉了，當學生再度張開眼睛，他們可能會被這個意料不到的黑暗引起觸發反應。再次強調，會造成創傷的周遭環境因人而異，但是我們發現，對許多學生來說，昏暗或黑暗的房間，比起光線充足的房間，更容易讓他們感到困擾。而在進行大休息式期間改變燈光，特別是從明亮變到黑暗，往往比讓燈一直開著，更令人不安。

在理想的情況下，我們不希望創傷感知瑜伽的教室有對外的窗戶，或是會讓裡面的上課情況暴露在外的窗戶。曾經有個場地，是上課的老師必須在每堂課之前去找到可摺疊的攜帶式螢幕，以遮擋住一些對外的窗戶。你要盡全力避免有人在上課期間不小心走進或走出這個教室（例如：維修人員或快遞）。

請盡量減少外部噪音，但是如果噪音還是發生了，請想辦法爲它們取個名稱，像是「那是一輛大卡車剛剛開過去的聲音。」或是「聽起來，今天外面有些工程正在進行。」以幫助學生安住於當下，保持穩定。關於這一點，我們需要了解一些重要的創傷後壓力症候群症狀，例如過度警覺（對危險不斷保持警戒狀態），過度誇張的驚嚇反應（神經質或容易被驚嚇），觸發反應（創傷記憶被喚醒）或是瞬間重歷其境（感覺創傷事件再度發生）。解離式的瞬間重歷其境，會因爲類似於創傷事件中出現的噪音而被觸發。在一次爲退伍軍人進行的瑜伽課程中，教室外頭就聽得見電鑽在運轉的聲音。在這種情形之下，老師目睹了學生出現身體上的焦慮，於是要求工人停止施工。同樣發生在這個班級的另一個例子，是有一輛響著警報聲的車子經過。

警報聲在一些戰區很常聽到，這有可能造成觸發反應。這一次，老師的處理方式僅僅是爲這個事件取個名稱（「聽起來像是有輛消防車剛剛經過我們教室」），然後就繼續回到瑜伽練習。她注意到，在做了說明之後，學生們似乎鬆了一口氣，於是她決定在這個特定的情況之下，她短暫的介入措施就已經足夠了。想了解更多瑜伽策略可以如何應用於處理觸發反應，例如：解離式的瞬間重歷其境，請參閱本章稍後的一節：「因應瑜伽教室裡的觸發反應」。

就環境方面來說，一般的做法包括向學生徵求回饋意見，在沒有諮詢過他們之前，不要對環境做出任何變動。比起你在教授一般瑜伽課程時與學生的互動，也許你更應該考慮把創傷感知瑜伽課程裡的學生當作是合作者，請盡可能給予他們更多對於環境的掌控權。

練習

我們所做的一切練習，目標都著重在幫助創傷倖存者拿回身體，並且與自己的身體發展出友善的關係，而不是追求完美的體位或是姿勢（儘管這些事情也可能發生，我們也不想將它們排除在外！）。請把這些事情放在心上，至於練習的領域仍然著重在姿勢本身，包括：姿勢的選擇、姿勢的進展，以及課程的時間安排和節奏（每個特定的姿勢會有多少提示時間，對照之下，有多少時間保持安靜。）。

我們首先來處理最明顯的問題：盡量不要在第一堂課就介紹太具挑戰性的姿勢，例如：伸展臀部的快樂嬰兒式。我們體會到，姿勢不僅構成身體上的挑戰，也帶來心理上的挑戰。像快樂嬰兒式這樣的姿勢，可能很有價值，但是我們希望可以花上幾個月的時間慢慢練習到這個地步，例如：從坐姿伸展髖關節的練習開始。第一個髖關節伸展練習可能是頭碰膝蓋前彎；你也可以在一些比較強烈的姿勢，像是弓箭步或是戰士式之中，引入髖關節伸展的練習。

身爲創傷感知瑜伽老師，我們希望每一種姿勢最終都能讓每一位學生運用。但是，我們知道有某些姿勢，尤其是髖關節伸展，會特別具有挑戰性，需要耐心和更長期的練習。這裡所提出的所有建議，都只能作爲參考。請去了解你的學生。有些學生可能很早就可以輕鬆做出快樂嬰兒式；然而對其他的學生來說，可能得花上好幾年功夫才能練成這個姿勢。這兩種發展進程都是很好的，只要學生能找到讓他們感到舒適的做法就好。

在練習的領域之下，另一項需要考慮的要素是教學步調。一般而言，上課的步調慢一點，會比快一點要來得好些。我們正在教導大家花些時間與自己的身體相處，所以不要匆匆忙忙地趕進度。不過，時間拖太長也可能是個問題。學生可能會跟你反應，做某些姿勢的時間拖得太長或是保持安靜的時間太久，學生可能會開始「放空」。我們需要找到一個恰當的節奏，讓學生在節奏之下，可以理解上課的內容，也能感到安心自在，而不會有時間發生解離狀態或是神遊太虛的狀況。

二〇〇三年，創傷中心開設了第一個系列的瑜伽課程。在這之前沒有先例可循，我們真的是從頭開始摸索。我們決定將上課的步調放得比一般瑜伽課程慢一些，而且也刻意盡量這麼做了。然而下課之後，幾乎每一位學生都提到上課速度太快了！這真是讓我們眼界大開。這個班級是由一群童年都遭受過長期虐待的倖存者所組成，他們現在都已是成年人。雖然老師已經刻意放慢每件事情的速度，但是他們還是覺得實在太過匆忙了。他們想要有更多時間待在身體裡面去感受安全，並擁有正念的身體體驗。我們領悟到要把上課的速度放得更慢一些。

在這方面學到的另一個經驗，是發生在我們進行探索性研究期間的瑜伽課程中，此課程是提供給童年長期受虐的成年倖存者。學生在進行大休息式期間，非常躁動不安，以至於我們無法使用他們的生理數據。他們有個連接到指尖的傳感器，可以測量心跳，但是因爲他們的手指頭抽搐得太嚴重，心跳速率完全偏差。當時，我們正在進行三到五分鐘安靜的大休息式。看到這種情形，我們於是轉而進行比較溫和的身體掃描練習，時間只有一到兩分鐘，保持完全安靜，在創傷中心，這麼做的效果似乎比較好。但是話又說回來，有一些團體，例如：住宿學校上與我們合作的青少年，會喜歡搭配著一點寧靜音樂，去進行較長時間的大休息式。對這些團體來說，這是他們難得的休息時間。

透過瑜伽練習，可以培養出「痛苦耐受性」，這意味著學生可以忍受一些比較小的不適應，而不會有觸發反應或崩潰的感覺。痛苦耐受性很重要的一部分就是時間感。對許多倖存者來說，痛苦會變得無法忍受，是因爲有像這樣的想法：「這永遠不會有結束的一天。」或是：

「我再也受不了了。」老師很重要的工作之一，就是幫助學生創造出「時間感」。在時間感之中，不舒服的感覺會有個開始和結束。讓學生可以對未來做出預測，並對自己的體驗能有所掌控，這通常有助於他們忍受不舒服的感覺。

倒數計時

在創傷感知瑜伽課程中，幾乎進行每一個瑜伽姿勢或瑜伽練習時，我們都會用到一種稱為**倒數計時**的技巧。基本上，這個技巧是由老師慢慢地從五或三，有條不紊地倒數到零。這麼做是為了讓這個姿勢有一個短暫的時限，而很重要的是，在創傷感知的情境之下，要讓學生知道這個姿勢（當下的經驗）會有個結束，好讓他們放心。對創傷後壓力症候群的患者來說，創傷經常是一種持續性的體驗，不斷地在身心靈各處上演。當我們要求學生進行一些比較具有挑戰性的呼吸或運動練習，他們很可能會覺得這些挑戰永遠無止境。可以理解地，他們會儘快結束這些練習，以避免他們認定的痛苦和折磨持續下去。對創傷後壓力症候群的患者來說，一個正常的刺激，例如：挑戰性較高的瑜伽動作，經常會被他們詮釋成是一個創傷事件，因為他們的身體持續處於高度警戒狀態，而且身體上的不適，會讓他們回想起創傷的經驗。

我們發現倒數計時是很有效的方法，那讓人相信這個瑜伽姿勢就快結束，而我們會繼續往前進行其他內容。我們提供給大家一個機會，讓人有接受適度挑戰（而非嚴酷或痛苦的）的體驗，而且會特別注意到，這個挑戰有開始也有結束。就我們的了解，為了療癒創傷倖存者，讓他們有練習完成適度挑戰的體驗，對他們會很有幫助；而我們在一堂瑜伽課裡面，可以有很多次這樣的體驗。一旦解釋清楚了一個練習的所有規範、一個姿勢裡可以運用的所有選擇，老師就可以開始倒數計時。

請注意：我們不希望有人受傷或進行任何會造成痛苦的瑜伽練習；所以我們不斷地在姿勢的提示中，納入這樣的說明，例如：「你有掌控權。如果這讓你感到痛苦或不舒服，不論任何理由，你可以隨時停止你正在做的事情。」雖然能夠完成適度的挑戰很棒，但對創傷倖存者同樣重要的是，他們知道他們不需要參與任何會造成痛苦和折磨的瑜伽活動。

嘗試培養適度的痛苦耐受性，可以幫助學生擴展對感受的容忍之窗。經過一段時間，這可以幫助他們在經歷到輕微不適、痛苦的情緒或身體感覺時，不會把自己封閉起來或需要馬上做些事情來停止這種感覺。不舒服的情緒或身體感覺，經常是重要的資訊來源，可以讓我們了解到自己的需要，以及哪些事情對我們不利。藉由對這些感覺建立更大的容忍度，學生也許最終可以擁有更大的信心來防範那些對他們不好的事情，並且更能懂得自我照顧。

對於可控制的不舒適感而培養痛苦耐受性是一回事，但是，疼痛和受傷則是另一回事。有些創傷倖存者可能覺得必須遵照老師的指示，而把自己逼到超過健康的極限。他們可能覺得需要立刻嘗試最具挑戰性的姿勢，如果無法「正確地」做出那個姿勢，可能會感到失敗。這些是導致受傷的主要風險因素。不管我們傳授的是什麼姿勢，我們都會想辦法提供一些選擇。例如我們可以提供這樣的指示：「如果這個方法不奏效，請嘗試這個或那個。」經常不斷出現的指示像是：「如果這個姿勢讓你感到不舒服或疼痛，不論任何理由，你可以隨時離開這個姿勢，回到你的正念呼吸。」我們正在教導創傷倖存者去辨識此刻在他們的身體裡，發生了什麼事情。如果他們偵察到任何層次的疼痛，我們希望他們能夠變得有意願並且有能力說：「不，我不會再讓自己受苦了，我自己發生了什麼事，我自己最清楚，而且我可以掌控這一切。」這將會是這課堂的「治療時刻」，極爲珍貴。請設計出這樣的課程吧，讓這樣的體驗盡可能地發生！

因應瑜伽教室裡的觸發反應

在創傷中心的瑜伽課程中，我們逐漸意識到，患者在上瑜伽課的期間，一直都面臨著被引起觸發反應的可能。雖然這是事實，但是我們也相信，瑜伽練習對許多創傷倖存者來說，是一種可以幫助他們成功處理觸發因子的方法。

對我們的患者來說，世界充滿了觸發因子，有時候是汽車引擎失火、有時候是身上發出汗味的人、有時候是拉高嗓門說話的人……。從這個角度來看，瑜伽教室也沒有什麼不同，它也是世界的一部分，也會有觸發因子產生。事實上，我們甚至可以打賭，瑜伽引起觸發反應的風險會更高，因爲我們直接運用身體，這對許多創傷倖存者來說，是極爲脆弱的罩門。

雖然我們意識到，觸發反應會在瑜伽課程中自然產生，但是我們深信，創傷感知瑜伽老師肩負著特殊的任務，跟在其他環境中教授瑜伽的老師有所不同。而這個任務就是要覺察到觸發因子的影響，並且幫助練習者利用瑜伽技巧來處理當時產生的觸發反應。如果創傷倖存者尋求醫生協助處理觸發反應，醫生可能會幫他們開藥；如果他們尋求臨床心理師，臨床心理師可能會要他們消化處理這個經驗；如果他們來尋求瑜伽老師，我們希望可以給他們一些瑜伽技巧，幫助他們調節身心。

以下是來自創傷中心瑜伽課程的一個例子，示範了瑜伽老師可以如何提供一些瑜伽技巧給有觸發反應的學生，以幫助他們處理這個經驗。

回到山式

在一堂創傷感知瑜伽課堂上，老師注意到班上前面的一名女子，在某個時間點開始哭了起來。這名學生固定來上課好幾個月了，她對這個教室、班級、老師和固定來上課的學生，已經有幾分熟悉。老師用眼神和這位學生進行了一番交流，彼此有了共識——這位學生狀況還可以，可以安全地處理她的體驗。

不過，老師在接下來的課堂裡，特別留意這名學生。幾分鐘之後，她注意到，這名學生不再參與課堂上的活動，並且將身體坐直，雙手合十放在胸前（這個姿勢在之前的課堂上曾經嘗試過多次）。在剩餘的課堂時間裡，這名女子偶爾會加入班上的活動，然後又回到她的坐姿，雙手合十放於胸前或是嘗試嬰兒式。她的症狀沒有再進一步惡化。

在課堂結束時，老師走近這名學生，承認自己注意到她在哭泣，並且想確認她沒事。這名學生說，當老師在某個特定的練習時說到「骨盆」這兩個字，她感到情緒激動。她說，在那一刻，她非常想要告訴老師她的創傷史，因為那令她非常難以忍受，而訴說創傷對她來說，也許是釋放這種強烈情緒的一種方式。此時，瑜伽老師做出了一個重要的決定。她說，讓學生聊一聊她的創傷也許是好的，但是她是否願意先跟老師一起嘗試做山式站姿？「好的，這聽起來不錯。」學生回答。碰巧在這個例子裡，做這個姿勢就足夠了。老師和學生對這個姿勢都很熟悉，在過去幾個月，她們已經在上課時一起練習過許多次。所以她們站在一起練習山式站姿。

接下來，老師邀請學生，「你想試試同步呼吸和運動嗎？」學生再次回答說好，所以她們一起做了幾回太陽呼吸，讓呼吸和運動同步。她們以這種方式一起練習瑜伽，持續了幾分鐘。當老師把動作帶回到山式，她們一起停下來，對彼此微笑，然後，這名學生說：「好了，我沒事了。」「你還需要什麼嗎？」老師問她。學生問說，在老師打掃教室準備離開這段時間，她是否可以靜靜地坐在瑜伽墊上。大約十分鐘之後，她們互道晚安，故事就這樣結束了。老師注意到這名女子的能量有明顯的轉變，當她被情緒淹沒，想要訴說她的創傷時，感覺是很沉重的；而在她們一起練習了一點瑜伽之後，感覺則變得輕鬆愉快。

請注意：這位瑜伽老師表達她並不害怕傾聽學生的創傷，但是仍然把焦點

放在學生的身體狀況上。在這一刻，對這位學生來說，看到她的痛苦、幫助她透過瑜伽來調節身心，能這樣做就足夠了。

這個故事是瑜伽老師提供學生一些瑜伽技巧，用來處理觸發因子的例子，在此案例中，效果相當好。學生經由使用一些熟悉的瑜伽練習，可以安然度過觸發反應，繼續往前進。請注意，她最後並沒有告訴老師她的創傷經驗。也許是因爲她人在創傷中心，可以去尋找心理治療。她一開始覺得談論她的創傷，對她來說是釋放觸發反應壓力最好的方式，也許對她也有效，但是也有可能導致她被創傷的情節所淹沒，得去面臨額外的挑戰；且直到她下一次接受治療之前，她都不得不獨自有效地面對惡化的創傷後反應。事實上，這些瑜伽練習很明顯地，從她的身體裡幫助她立即放鬆了一些，而且不需要透過語言去處理她的創傷就可以達到效果。我們希望瑜伽老師和其他人可以從這個故事中至少得出一個結論——當觸發反應發生時，瑜伽技巧可以非常有效地幫助創傷倖存者處理這些狀況。所以當你的學生發生觸發反應時，你可以眞心誠意地使用瑜伽技巧來幫助他們。

我們認爲還有一些其他重要的因素，讓這位瑜伽老師有餘裕和信心去做她所做的事情。創傷中心的瑜伽老師都知道，所有的學生都有一位心理治療師，他們可以處理瑜伽課堂上所發生的任何問題。老師也有權聯絡治療師，而且爲了學生的幸福著想，他們也曾經這樣做過許多次。此外，這堂課是在創傷中心上課，瑜伽老師知道如果情況變得更加危急，大樓裡就有臨床心理師可以幫忙。請注意你學生的實際狀況，並且了解在他們的周遭有哪些安全網。

上述例子的另一個重要元素，是瑜伽老師所提供的瑜伽練習非常簡單，而且學生非常熟悉。當學生正處於觸發反應之中，那不是教新東西的時候。我們建議你有一些像上面例子中的核心練習，在危機時刻可以拿出來應急。

有一次，我們的一位學生在瑜伽課結束時，出現了明顯的觸發反應：身體僵硬、呼吸急促、眼眶含淚、眼神呆滯。在這個例子中，瑜伽老師慢慢地靠近這位學生，與她做了眼神的接觸，並且詢問她的狀況是否安好。這位學生回應，她很難過，但是沒事。老師覺得一定得問問這位學生晚上是否有什麼計畫，因爲這很重要。有沒人能夠跟她說說話？（是的。）她隔天能不能去見她的治療師，如果她覺得有需要的話。（是的。）在這個例子裡，老師花了幾分鐘的時間和學生一起擬定策略，她知道學生很難過，並且表達她對學生安全的關心。第二天，瑜伽老師打電話給這名學生的治療師，提醒她注意這名學生的狀況。再一次，展現了創傷中心的團隊力量：患者、瑜伽老師和治療師，朝著同一個目標共同合作。在了解到瑜伽對許多創傷倖存者來說，是非常具有挑戰性的，也了解到瑜伽是療癒過程的一部分之後，對瑜伽老師和臨床心理師來說，能夠彼此告知患者的創傷相關情況，並且能夠在工作上互助合作，是非常重要的。

如果你決定教授創傷感知瑜伽，你很可能經常目睹學生經歷觸發反應。上述的例子是在課堂結束的時候有較爲強烈的反應。有時候觸發反應則會在上課期間短暫出現，而學生可以撐過這個考驗，直到課堂結束。我們鼓勵你透過對上述例子的具體審視，開始和你學生的肢體語言調整到同一個頻道上，並且也能理解這在創傷感知瑜伽課程中是很正常的現象。觸發反應會發生，而瑜伽練習就是你必須提供的協助。許多人都告訴我們，瑜伽技巧是他們工具箱裡最有效的觸發反應處理工具。

注釋：

①本書並不是要教導任何人成為瑜伽老師。我們的目的在於幫助合格的瑜伽老師對於創傷能夠更加有敏感度。關於如何成為瑜伽老師，相關資訊可參考 http：//www.yogaalliance.org。

結　論

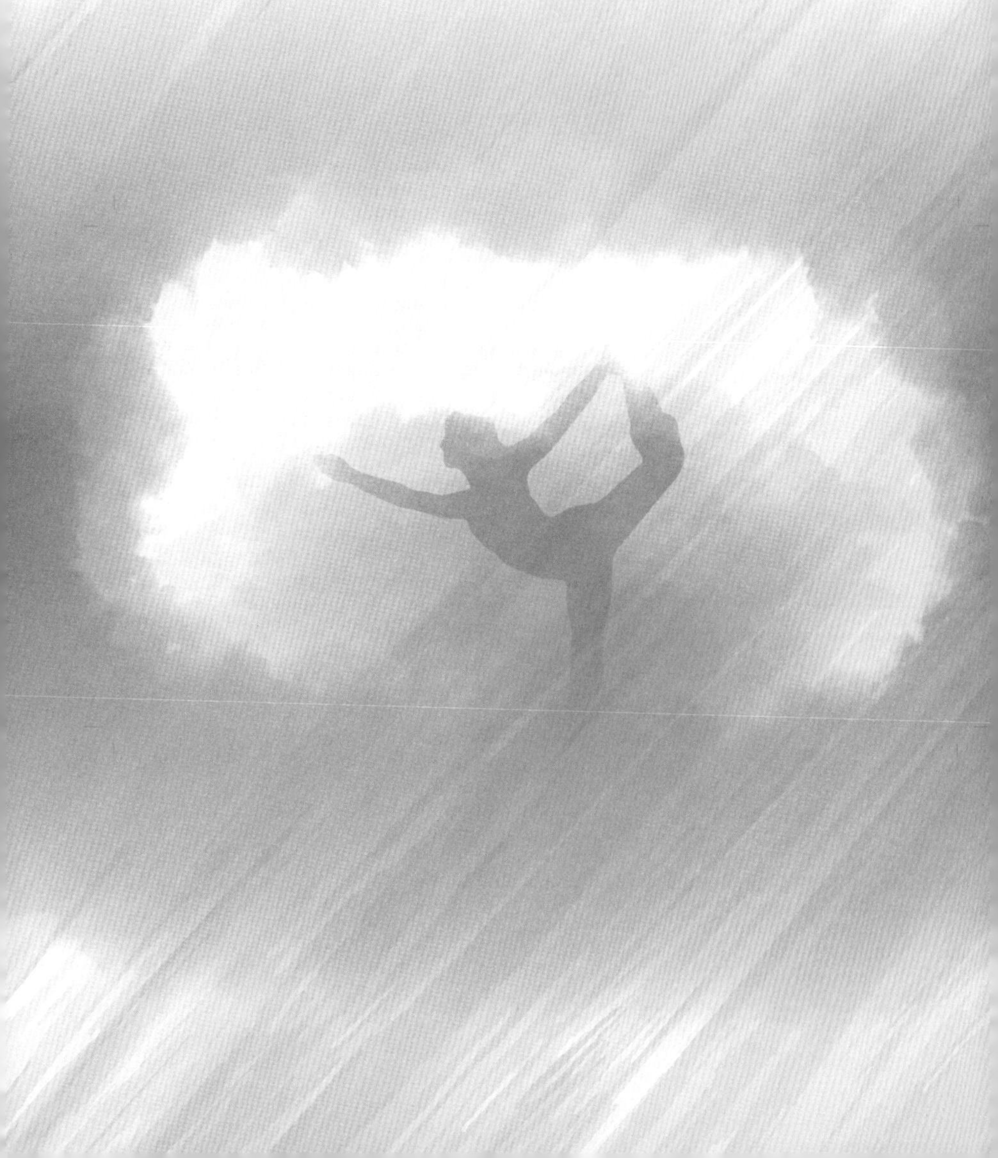

經驗往往是我們最好的老師。過去這些年來，瑜伽老師和練習者，根據自己在瑜伽課堂上的經驗，以及透過我們中心所提供的瑜伽練習，和我們分享了許多寶貴的想法和洞見。這是一封來自創傷中心某位瑜伽學員的電子郵件，我們捕捉到了整件事情的核心：

雖然我眞的很高興我們可以有這麼一堂課，我還是想要來和你談談創傷的本質和瑜伽。身爲創傷倖存者，要出現在瑜伽課堂上，對我來說非常困難，我希望可以想些辦法，讓其他人感覺容易一些。我眞的很欣賞今天課堂上關於姿勢的說法。當然，從某種角度來看，這談的全都跟姿勢有關，將胸部和肩膀伸展開來或是合攏起來。在快樂嬰兒式（一種瑜伽姿勢，動作牽涉到要將雙腿向上打開，伸展臀部，是一種非常開放暴露的姿勢）中，我將我的肩膀和雙腿打開，這也許是身體上的動作，但也承載了許多意義。有許多意義都根植於我的身體之中，這就是爲什麼這個姿勢，以及光是想到能夠做出這個姿勢，就有如此深刻感受的原因……。

對我來說，這種深刻的感受總是會回到我的身體，以及我儲藏在身體的記憶。也許是因爲我太年輕，我覺得受虐的經驗深藏在我最深處的那一部分，而它基本上是以身體的形式存在的。所以，一些看似最簡單的事情，像是單純地想著我可以深深地吸氣、吐氣，無需擔憂，就會讓我感受深刻。因爲，在我身體的某些部分，依稀記得害怕呼吸時發出聲音是什麼樣的感覺，所以會讓呼吸更爲開展的姿勢本身，就令人感受深刻。山式站姿也給我同樣的感覺，幾乎不需要多做些什麼，就讓我從身體裡感覺到強壯，我眞的很喜歡這種感覺；除此之外，山式也讓我感到非常安全，而瑜伽的這一個部分，對我也變得很重要。快樂嬰兒式的姿勢現在對我來說，在身體上是還有點太過開放，但是我可以試著想一想它、感覺它。下回見了。

在某種程度上，這封電子郵件完美地總結了我們在本書中，對於創傷感知瑜伽所描述的整體想法。這位瑜伽學員認知到創傷對她的身體所造成的影響；而她在嘗試呼吸和姿勢練習的同時，也完全了解與它們相關的知識。她正在評估什麼適合她，什麼不適合她。她正在根據自己的「感覺是否對了」做出選擇，她也正在學習信任這些決定，以及身體提供給她的訊息。她正以一種安全有效的方式將呼吸和運動融入生活，並對過程感到好奇。請注意，當這位學員寫這封電子郵件的時候，她已經練習創傷感知瑜伽好多年了。她的洞見得來不易，而我們都可以從中獲益良多。

我們希望這本書可以提供給倖存者、臨床心理師和瑜伽老師一個架構，去了解創傷造成的影響，以及理解創傷感知瑜伽在療癒過程中所扮演的重要角色。最重要的是，我們希望倖存者可以從這本書裡面找到一些有用的東西，一些可以實際練習的內容。我們鼓勵你發揮創意，善用有效的東西，並且把看來沒什麼幫助的東西先放在一旁。如果你願意，不妨多多嘗試，並且爲自己做出決定。

另一位嘗試瑜伽的倖存者，則描述了她透過瑜伽練習讓自己再活過來的經驗。她回想起以前有如行屍走肉，身體總是冰冷而麻木。她與自己斷裂，也與他人隔絕。後來，她開始參加創傷感知瑜伽課程，並且和她的個人治療師應用瑜伽策略幫助她在治療會談中保持正念，協助她調節情緒。有一次她和治療師會談時，進行了坐山式和呼吸練習，在這次獨特的會談之後，她抬起頭，看著治療師的眼睛。她很清醒，體驗著當下，而且不害怕面對自己的感覺。她的眼睛裡含著淚水，臉上露出了一個大大的溫暖笑容，「我感覺到完整了。」她說。

延伸閱讀

橡樹林瑜伽系列

◎《西藏心瑜伽》定價：300元

◎《正念瑜伽：結合佛法與瑜伽的身心雙修》定價：399元

◎《內觀瑜伽：結合禪修與中醫的療癒之道》定價：380元

◎《特殊兒童瑜伽》定價：380元

◎《瑜伽中的能量精微體：結合古老智慧與人體解剖、深度探索全身的奧秘潛能，喚醒靈性純粹光芒！》定價：560元

◎《瑜伽迷思》2024年10月出版

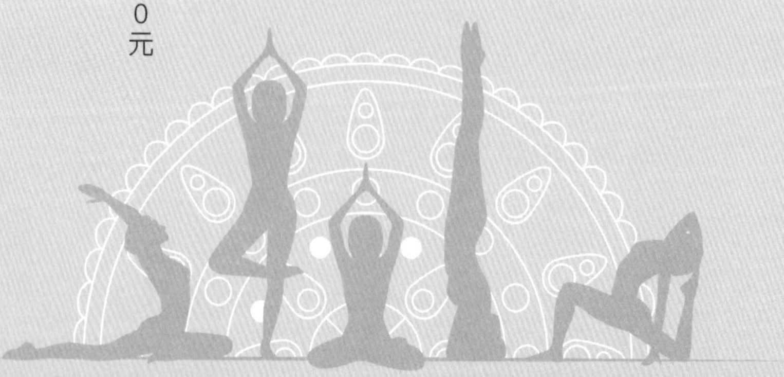

橡樹林文化 ❖❖ 衆生系列 ❖❖ 書目

JP0002Y	當和尚遇到鑽石（二十週年金典紀念版）	麥可・羅區格西◎著	380 元
JP0011	心念的賽局	約瑟夫・帕蘭特◎著	250 元
JP0012Y	佛陀的女兒：蒂帕嬤	艾美・史密特◎著	320 元
JP0016	佛法帶著走	佛朗茲・梅蓋弗◎著	220 元
JP0018Y	西藏心瑜伽	麥可・羅區格西◎著	300 元
JP0019	五智喇嘛彌伴傳奇	亞歷珊卓・大衛一尼爾◎著	280 元
JP0021	正念瑜伽	法蘭克・裘德・巴奇歐◎著	399 元
JP0022	原諒的禪修	傑克・康菲爾德◎著	250 元
JP0024X	達賴喇嘛禪思 365	達賴喇嘛◎著	400 元
JP0025	佛教一本通	蓋瑞・賈許◎著	499 元
JP0030	我想知道什麼是佛法	圖丹・卻淮◎著	280 元
JP0031	優雅的離去	蘇希拉・布萊克曼◎著	240 元
JP0038X	手術刀與靈魂	艾倫・翰彌頓◎著	320 元
JP0039	作為上師的妻子	黛安娜・J・木克坡◎著	450 元
JP0041X	從心靈到細胞的療癒	喬思・慧麗・赫克◎著	300 元
JP0044	我心是金佛	大行大禪師◎著	280 元
JP0045	當和尚遇到鑽石 2	麥可・羅區格西◎等著	280 元
JP0046	雪域求法記	邢肅芝（洛桑珍珠）◎口述	420 元
JP0047X	你的心是否也住著一隻黑狗？	馬修・約翰史東◎著	280 元
JP0048	西藏禪修書	克莉絲蒂・麥娜麗喇嘛◎著	300 元
JP0051X	擁抱黑狗	馬修・約翰史東◎著	300 元
JP0053X	愛情的吸引力法則	艾莉兒・福特◎著	300 元
JP0054	幸福的雪域宅男	原人◎著	350 元
JP0057X	內觀瑜伽	莎拉・鮑爾斯◎著	380 元
JP0059X	花仙療癒占卜卡	張元貞◎著	899 元
JP0061	我的巧克力人生	吳佩容◎著	300 元
JP0062	這樣玩，讓孩子更專注、更靈性	蘇珊・凱瑟・葛凌蘭◎著	350 元
JP0063	達賴喇嘛送給父母的幸福教養書	安娜・芭蓓蔻爾・史蒂文・李斯◎著	280 元
JP0064X	我還沒準備說再見	布蕾克・諾爾 帕蜜拉・D・布萊爾◎著	400 元

JP0072	希望之翼： 倖存的奇蹟，以及雨林與我的故事	茱莉安・柯普科◎著	380 元
JP0074	因果，怎麼一回事？	釋見介◎著	240 元
JP0075	皮克斯動畫師之紙上動畫《羅摩衍那》	桑傑・帕特爾◎著	720 元
JP0076X	寫得快樂比寫得好更重要！	茱莉亞・卡麥隆◎著	400 元
JP0077	願力的財富	釋心道◎著	420 元
JP0080	當和尚遇到鑽石 3	麥可・羅區格西◎著	400 元
JP0082	世上是不是有神仙：生命與疾病的真相	樊馨蔓◎著	300 元
JP0083	生命不僅僅如此—辟穀記（上）	樊馨蔓◎著	320 元
JP0084	生命可以如此—辟穀記（下）	樊馨蔓◎著	420 元
JP0086	別癌無恙	李九如◎著	360 元
JP0087X	什麼樣的業力輪迴，造就現在的你	芭芭拉・馬丁&狄米崔・莫瑞提斯◎著	420 元
JP0088	我也有聰明數學腦：15 堂課激發被隱藏的競爭力	盧采嫻◎著	280 元
JP0089	與動物朋友心傳心	羅西娜・瑪利亞・阿爾克蒂◎著	320 元
JP0091X	法國清新舒壓著色畫 50：療癒曼陀羅	伊莎貝爾・熱志－梅納&紀絲蘭・史朵哈&克萊兒・摩荷爾－法帝歐◎著	300 元
JP0092X	風是我的母親	熊心、茉莉・拉肯◎著	350 元
JP0093X	法國清新舒壓著色畫 50：幸福懷舊	伊莎貝爾・熱志－梅納&紀絲蘭・史朵哈&克萊兒・摩荷爾－法帝歐◎著	300 元
JP0094X	尋訪六世達賴喇嘛的生死之謎： 走過情詩活佛倉央嘉措的童年和晚年	邱常梵◎著	450 元
JP0095	【當和尚遇到鑽石 4】愛的業力法則： 西藏的古老智慧，讓愛情心想事成	麥可・羅區格西◎著	450 元
JP0097X	法國清新舒壓著色畫 50：璀璨伊斯蘭	伊莎貝爾・熱志－梅納&紀絲蘭・史朵哈&克萊兒・摩荷爾－法帝歐◎著	300 元
JP0098	最美好的都在此刻：53 個創意、幽默、 找回微笑生活的正念練習	珍・邱禪・貝斯醫生◎著	350 元
JP0099	愛，從呼吸開始吧！ 回到當下、讓心輕安的禪修之道	釋果峻◎著	300 元
JP0100X	能量曼陀羅：彩繪內在寧靜小宇宙	保羅・霍伊斯坦、狄蒂・羅恩◎著	380 元
JP0101	爸媽何必太正經！ 幽默溝通，讓孩子正向、積極、有力量	南琦◎著	300 元
JP0102	舍利子，是什麼？	洪宏◎著	320 元
JP0103	我隨上師轉山：蓮師聖地溯源朝聖	邱常梵◎著	460 元

JP0104	光之手：人體能量場療癒全書	芭芭拉・安・布藍能◎著	899 元
JP0106	法國清新舒壓著色畫 45：海底嘉年華	小姐們◎著	360 元
JP0108X	用「自主學習」來翻轉教育！ 沒有課表、沒有分數的瑟谷學校	丹尼爾・格林伯格◎著	330 元
JP0109X	Soppy 愛賴在一起	菲莉帕・賴斯◎著	350 元
JP0111X	TTouch® 神奇的毛小孩身心療癒術——狗狗篇	琳達・泰林頓瓊斯博士◎著	320 元
JP0112	戀瑜伽・愛素食：覺醒，從愛與不傷害開始	莎朗・嘉儂◎著	320 元
JP0114	給禪修者與久坐者的痠痛舒緩瑜伽	琴恩・厄爾邦◎著	380 元
JP0117	綻放如花：巴哈花精靈性成長的教導	史岱方・波爾◎著	380 元
JP0120	OPEN MIND！房樹人繪畫心理學	一沙◎著	300 元
JP0123	當和尚遇到鑽石 5：修行者的祕密花園	麥可・羅區格西◎著	320 元
JP0124	貓熊好療癒：這些年我們一起追的圓仔 ~~ 頭號「圓粉」私密日記大公開！	周咪咪◎著	340 元
JP0125	用血清素與眼淚消解壓力	有田秀穗◎著	300 元
JP0126	當勵志不再有效	金木水◎著	320 元
JP0127	特殊兒童瑜伽	索妮亞・蘇瑪◎著	380 元
JP0129	修道士與商人的傳奇故事： 經商中的每件事都是神聖之事	特里・費爾伯◎著	320 元
JP0130X	靈氣實用手位法—— 西式靈氣系統創始者林忠次郎的療癒技術	林忠次郎、山口忠夫、 法蘭克・阿加伐・彼得◎著	450 元
JP0131	你所不知道的養生迷思——治其病要先明其 因，破解那些你還在信以為真的健康偏見！	曾培傑、陳創濤◎著	450 元
JP0132	貓僧人：有什麼好煩惱的喵～	御誕生寺（ごたんじょうじ）◎著	350 元
JP0133	昆達里尼瑜伽——永恆的力量之流	莎克蒂・帕瓦・考爾・卡爾薩◎著	599 元
JP0134	尋找第二佛陀・良美大師： 探訪西藏象雄文化之旅	寧艷娟◎著	450 元
JP0135	聲音的治療力量： 修復身心健康的咒語、唱誦與種子音	詹姆斯・唐傑婁◎著	300 元
JP0136	一大事因緣：韓國頂峰無無禪師的不二慈悲 與智慧開示（特別收錄禪師台灣行腳對談）	頂峰無無禪師、 天真法師、玄玄法師◎著	380 元
JP0137	運勢決定人生——執業 50 年、見識上萬客 戶資深律師告訴你翻轉命運的智慧心法	西中　務◎著	350 元
JP0138X	薩滿神聖藝術：祝福、療癒、能量—— 七十二幅滋養生命的靈性畫	費絲・諾頓◎著	450 元

JP0140	我走過一趟地獄	山姆・博秋茲◎著 貝瑪・南卓・泰耶◎繪	699 元
JP0141	寇斯的修行故事	莉迪・布格◎著	300 元
JP0142X	全然接受這樣的我： 18 個放下憂慮的禪修練習	塔拉・布萊克◎著	400 元
JP0143	如果用心去愛，必然經歷悲傷	喬安・凱恰托蕊◎著	380 元
JP0144	媽媽的公主病： 活在母親陰影中的女兒，如何走出自我？	凱莉爾・麥克布萊德博士◎著	380 元
JP0145	創作，是心靈療癒的旅程	茱莉亞・卡麥隆◎著	380 元
JP0146X	一行禪師　與孩子一起做的正念練習： 灌溉生命的智慧種子	一行禪師◎著	470 元
JP0147	達賴喇嘛的御醫，告訴你治病在心的 藏醫學智慧	益西・東登◎著	380 元
JP0148	39 本戶口名簿：從「命運」到「運命」・ 用生命彩筆畫出不凡人生	謝秀英◎著	320 元
JP0149	禪心禪意	釋果峻◎著	300 元
JP0150	當孩子長大卻不「成人」……接受孩子不 如期望的事實、放下身為父母的自責與內 疚，重拾自己的中老後人生！	珍・亞當斯博士◎著	380 元
JP0151	不只小確幸，還要小確「善」！每天做一 點點好事，溫暖別人，更為自己帶來 365 天全年無休的好運！	奧莉・瓦巴◎著	460 元
JP0154X	祖先療癒： 連結先人的愛與智慧，解決個人、家庭的 生命困境，活出無數世代的美好富足！	丹尼爾・佛爾◎著	550 元
JP0155	母愛的傷也有痊癒力量：說出台灣女兒們 的心裡話，讓母女關係可以有解！	南琦◎著	350 元
JP0156	24 節氣　供花禮佛	齊云◎著	550 元
JP0157X	用瑜伽療癒創傷： 以身體的動靜，拯救無聲哭泣的心	大衛・艾默森 伊麗莎白・賀伯　◎著	380 元
JP0158	命案現場清潔師：跨越生與死的斷捨離・ 清掃死亡最前線的真實記錄	盧拉拉◎著	330 元
JP0159	我很瞎，我是小米酒： 台灣第一隻全盲狗醫生的勵志犬生	杜韻如◎著	350 元

JP0160X	日本神諭占卜卡： 來自衆神、精靈、生命與大地的訊息	大野百合子◎著	799 元
JP0161	宇宙靈訊之神展開	王育惠、張景雯◎著繪	380 元
JP0162	哈佛醫學專家的老年慢療八階段：用三十年照顧老大人的經驗告訴你，如何以個人化的照護與支持，陪伴父母長者的晚年旅程。	丹尼斯・麥卡洛◎著	450 元
JP0163	入流亡所：聽一聽・悟、修、證《楞嚴經》	頂峰無無禪師◎著	350 元
JP0165	海奧華預言：第九級星球的九日旅程・ 奇幻不思議的真實見聞	米歇・戴斯馬克特◎著	400 元
JP0166	希塔療癒：世界最強的能量療法	維安娜・斯蒂博◎著	620 元
JP0167	亞尼克　味蕾的幸福： 從切片蛋糕到生乳捲的二十年品牌之路	吳宗恩◎著	380 元
JP0168	老鷹的羽毛——一個文化人類學者的靈性之旅	許麗玲◎著	380 元
JP0169	光之手 2：光之顯現—— 個人療癒之旅・來自人體能量場的核心訊息	芭芭拉・安・布藍能◎著	1200 元
JP0170	渴望的力量：成功者的致富金鑰・ 《思考致富》特別金賺祕訣	拿破崙・希爾◎著	350 元
JP0172	瑜伽中的能量精微體： 結合古老智慧與人體解剖、深度探索全身的奧秘潛能，喚醒靈性純粹光芒！	提亞斯・里托◎著	560 元
JP0173	咫尺到淨土： 狂智喇嘛督修・林巴尋訪秘境的真實故事	湯瑪士・K・修爾◎著	540 元
JP0174	請問財富・無極瑤池金母親傳財富心法： 為你解開貧窮困頓、喚醒靈魂的富足意識！	宇色 Osel ◎著	480 元
JP0175	歡迎光臨解憂咖啡店：大人系口味・ 三分鐘就讓您感到幸福的真實故事	西澤泰生◎著	320 元
JP0176	內壇見聞：天官武財神扶鸞濟世實錄	林安樂◎著	400 元
JP0177	進階希塔療癒： 加速連結萬有，徹底改變你的生命！	維安娜・斯蒂博◎著	620 元
JP0178	濟公禪緣：值得追尋的人生價值	靜觀◎著	300 元
JP0179	業力神諭占卜卡—— 遇見你自己・透過占星指引未來！	蒙特・法柏（MONTE FARBER）◎著	990 元
JP0180X	光之手 3：核心光療癒—— 我的個人旅程・創造渴望生活的高階療癒觀	芭芭拉・安・布藍能◎著	799 元

眾生系列　JP0157X

用瑜伽療癒創傷：以身體的動靜，拯救無聲哭泣的心

Overcoming Trauma Through Yoga：Reclaiming Your Body

作　　　者／大衛．艾默森（David Emerson）、
　　　　　　伊麗莎白．賀伯博士（Elizabeth Hopper, Ph.D.）
譯　　　者／許芳菊
責 任 編 輯／劉昱伶
內 頁 排 版／歐陽碧智
封 面 設 計／兩棵酸梅
業　　　務／顏宏紋
印　　　刷／韋懋實業有限公司

發　行　人／何飛鵬
事業群總經理／謝至平
總　編　輯／張嘉芳
出　　　版／橡樹林文化
　　　　　　城邦文化事業股份有限公司
　　　　　　115 台北市南港區昆陽街 16 號 4 樓
　　　　　　電話：(02)2500-0888 #2736　傳真：(02)2500-1951
發　　　行／英屬蓋曼群島商家庭傳媒股份有限公司城邦分公司
　　　　　　115 台北市南港區昆陽街 16 號 8 樓
　　　　　　客服服務專線：(02)25007718；25001991
　　　　　　24 小時傳真專線：(02)25001990；25001991
　　　　　　服務時間：週一至週五上午 09:30 ～ 12:00；下午 13:30 ～ 17:00
　　　　　　劃撥帳號：19863813　戶名：書虫股份有限公司
　　　　　　讀者服務信箱：service@readingclub.com.tw
香港發行所／城邦（香港）出版集團有限公司
　　　　　　香港九龍土瓜灣土瓜灣道 86 號順聯工業大廈 6 樓 A 室
　　　　　　電話：(852)25086231　傳真：(852)25789337
　　　　　　Email: hkcite@biznetvigator.com
馬新發行所／城邦（馬新）出版集團【Cité (M) Sdn.Bhd. (458372 U)】
　　　　　　41, Jalan Radin Anum, Bandar Baru Sri Petaling,
　　　　　　57000 Kuala Lumpur, Malaysia.
　　　　　　電話：(603) 90563833　傳真：(603) 90576622
　　　　　　Email：services@cite.my

初版一刷／ 2019 年 5 月
二版一刷／ 2024 年 9 月
ISBN： 978-626-7449-25-7（紙本書）
ISBN： 978-626-7449-29-5（EPUB）
定價／ 380 元

城邦讀書花園
www.cite.com.tw

國家圖書館出版品預行編目（CIP）資料

用瑜伽療癒創傷：以身體的動靜，拯救無聲哭泣的心／大衛．艾默森（David Emerson），伊麗莎白．賀伯（Elizabeth Hopper）作；許芳菊譯．-- 二版．-- 臺北市：橡樹林文化出版：英屬蓋曼群島商家庭傳媒股份有限公司城邦分公司發行，2024.09
面；　公分．--（眾生；JP0157X）
譯自：Overcoming trauma through yoga : reclaiming your body
ISBN 978-626-7449-25-7（平裝）
1.CST：瑜伽 2.CST：心理創傷
411.15　　13010446

廣 告 回 函
北區郵政管理局登記證
北 台 字 第 10158 號

郵資已付　免貼郵票

115 台北市南港區昆陽街 16 號 4 樓

城邦文化事業股份有限公司

橡樹林出版事業部　收

請沿虛線剪下對折裝訂寄回，謝謝！

|橡|樹|林|

書名：用瑜伽療癒創傷：以身體的動靜，拯救無聲哭泣的心

書號：JP0157X

橡樹林文化

讀者回函卡

感謝您對橡樹林出版社之支持，請將您的建議提供給我們參考與改進；請別忘了給我們一些鼓勵，我們會更加努力，出版好書與您結緣。

姓名：＿＿＿＿＿＿＿＿ □女 □男 生日：西元＿＿＿＿＿年

Email：＿＿＿＿＿＿＿＿＿＿＿＿＿＿＿＿

●您從何處知道此書？

□書店 □書訊 □書評 □報紙 □廣播 □網路 □廣告 DM

□親友介紹 □橡樹林電子報 □其他＿＿＿＿＿＿

●您以何種方式購買本書？

□誠品書店 □誠品網路書店 □金石堂書店 □金石堂網路書店

□博客來網路書店 □其他＿＿＿＿＿＿

●您希望我們未來出版哪一種主題的書？（可複選）

□佛法生活應用 □教理 □實修法門介紹 □大師開示 □大師傳記

□佛教圖解百科 □其他＿＿＿＿＿＿

●您對本書的建議：

＿＿＿＿＿＿＿＿＿＿＿＿＿＿＿＿＿＿＿＿

＿＿＿＿＿＿＿＿＿＿＿＿＿＿＿＿＿＿＿＿

＿＿＿＿＿＿＿＿＿＿＿＿＿＿＿＿＿＿＿＿

非常感謝您提供基本資料，基於行銷及客戶管理或其他合於營業登記項目或章程所定業務需要之目的，家庭傳媒集團（即英屬蓋曼群商家庭傳媒股分有限公司城邦分公司、城邦文化事業股分有限公司、書虫股分有限公司、墨刻出版股分有限公司、城邦原創股分有限公司）於本集團之營運期間及地區內，將不定期以MAIL訊息發送方式，利用您的個人資料於提供讀者產品相關之消費與活動訊息，如您有依照個資法第三條或其他需服務之務，得致電本公司客服。

我已經完全了解左述內容，並同意本人資料依上述範圍內使用。

＿＿＿＿＿＿＿＿＿＿（簽名）

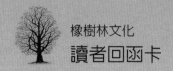